Michael Kraus

ÄTHERISCHE ÖLE
FÜR KÖRPER, GEIST UND SEELE

VON ANGELIKA BIS ZYPRESSE

Orbis Verlag

© Verlag Simon und Wahl, Bahnhofstr. 4a, 8074 Gaimersheim
Sonderausgabe 1993
Orbis Verlag für Publizistik GmbH, München
Alle Rechte vorbehalten

Grafik: Anna Lauf
Satz: Münzberg Verlag, G. Kurz, Ingolstadt
Druck und Bindung: Wiener Verlag, Himberg bei Wien

ISBN 3-572-00530-2

Inhaltsverzeichnis

Eine Welt ohne Duft? ... 13

Anwendung ätherischer Öle ... 15

Beschreibung der einzelnen Essenzen ... 18
Angelika ... 18
Anis ... 19
Arnika ... 20
Baldrian ... 20
Basilikum ... 21
Bay ... 22
Beifuß ... 23
Benzoe ... 24
Bergamotte ... 25
Bohnenkraut ... 26
Cajeput ... 27
Cananga ... 28
Cascarilla ... 28
Cassia ... 29
Cistrose ... 30
Citronella ... 31
Costuswurzel ... 31
Cumin ... 32
Dill ... 33

Edeltanne 34

Elemi 34

Estragon 35

Eukalyptus 36

Fenchel 37

Fichte 38

Galbanum 39

Galgant 39

Geranium 40

Ginster 41

Guajakholz 42

Honig 42

Hopfen 43

Hyazinthe 44

Immortelle 45

Ingwer 45

Iris 46

Jasmin 47

Kalmus 48

Kamille 49

Kamille römisch 50

Kardamom 50

Karottensamen 51

Kampfer 52

Kiefer 53

Knoblauch 54

Koriander	54
Krauseminze	55
Kümmel	56
Latschenkiefer	57
Lavandin	58
Lavendel	58
Lemongras	59
Liebstöckel	60
Limette	61
Lorbeer	61
Macis	62
Magnolie	63
Mairose	64
Majoran	65
Mandarine	66
Melisse indikum	66
Melisse	67
Mimose	68
Moschus	68
Muskatellersalbei	69
Muskatnuß	70
Myrrhe	71
Myrte	71
Narde	72
Nelke	73
Neroli	74

Niaouli	75
Opoponax	76
Orange	77
Origanum	78
Palmarosa	78
Pampelmuse	79
Patchouli	80
Perubalsam	81
Petitgrain	82
Petersilie	83
Pfeffer	84
Pfefferminze	84
Piment	85
Rainfarn	86
Rose	87
Rosenholz	88
Rosmarin	89
Salbei	90
Sandelholz	91
Sassafras	92
Schafgarbe	93
Sellerie	94
Spik	94
Sternanis	95
Styrax	95
Tea Tree	96

Terpentin	97
Thuja	98
Thymian	98
Tonkabohne	99
Tuberose	100
Vanille	101
Veilchen	102
Verbene	102
Vetiver	103
Wacholder	104
Weihrauch	105
Wermut	106
Wintergreen	107
Wurmsamen	107
Ylang-Ylang	108
Ysop	109
Zeder	110
Zimt	111
Zirbelkiefer	112
Zitrone	113
Zwiebel	114
Zypresse	114

Die verschiedenen Anwendungsmöglichkeiten von ätherischen Ölen 116

Literaturverzeichnis

Drury, Nevil und Susan: „Handbuch der heilenden Öle, Aromen und Essenzen", Durach 1989, Windpferd Verlag

Jünemann, Monika: „Verzaubernde Düfte", Aitrang 1990, Windpferd Verlag

Fischer-Rizzi, Susanne: „Poesie der Düfte", Isny 1989, Joy Verlag

H&R Edition: „Lexikon Duftbausteine", Hamburg 1989, Glöss Verlag

Huibers, Jaap: „Liebe, Kräuter und Ernährung", Freiburg, 1983, Aurum Verlag

Kamlah, Elli Ruth: „Duftpflanzen", Hannover 1981, Landbuch Verlag

Keller, Erich: „Das Handbuch der ätherischen Öle", München 1989, Goldmann Verlag

Kraus, Michael: „Die neue Vollwertküche mit ätherischen Ölen", Pfalzpaint 1989, Verlag Simon & Wahl

Kraus, Michael: „Einführung in die Aromatherapie", Pfalzpaint 1989, Verlag Simon & Wahl

Magnus, Albertus: „Ägyptische Geheimnisse", Aurum Verlag

Mességué, Maurice: „Das Mességué Heilkräuter-Lexikon", Rastatt 1990, Moewig Verlag

Pahlow, M.: „Das große Buch der Heilpflanzen", München 1989, Gräfe und Unzer

Price, Shirley: „Praktische Aromatherapie", Urania Verlag

Pütz, Jean: „Gesundheit mit Kräutern und Essenzen", Köln 1989, VGS Verlag

Sheikh Hakim Abu Abdullah: „Die Heilkunst der Sufis", Bauer Verlag

Stead, Christine: „Aromatherapie", Düsseldorf 1989, Econ Verlag

Surya, G. W.: „Die verborgenen Heilkräfte der Pflanzen", Bauer Verlag

Tisserand, Maggie: „Die Geheimnisse wohlriechender Essenzen", Aitring 1990, Windpferd Verlag

Tisserand, Robert: „Aromatherapie", Freiburg 1989, Bauer Verlag

Trautner, Eva: „Kräuterbuch", München 1985, Heyne Verlag

Valnet, Jean: „Aromatherapie", München 1990, Heyne Verlag

Vorwort

Dieses Buch behandelt die ätherischen Öle, die Träger der himmlischen Düfte.
Über 100 verschiedene ätherische Öle werden hier vorgestellt, ihre Anwendungen erklärt und ihre Wirkungen – allein oder miteinander kombiniert – auf Körper, Geist und Seele angeführt.
Besonderer Wert liegt auf der jeweiligen Botschaft, die die Essenz der Pflanze dem Menschen vermitteln will und kann.
Im Anhang findet sich ein alphabetisches Verzeichnis der Anwendungsmöglichkeiten für ätherische Öle, ein aktuelles Literaturverzeichnis sowie ausgewählte Bezugsquellennachweise.

Ich widme dieses Buch dem Geruchssinn, der bislang – zu Unrecht – in der Achtung der Menschen weit hinter den anderen Sinnen zurückstand, bald aber seinen gebührenden Platz einnehmen wird.

Frankfurt/M. 1990
Michael Kraus

Eine Welt ohne Duft?

Wer hat noch nie von den „Wohlgerüchen Arabiens" gehört, davon geträumt, und sich gewünscht, sie selbst zu erfahren. Balsam, Weihrauch und Myrrhe stehen schon in der Bibel dafür. Seit alters her liebten die Menschen Essenzen und Parfüme. Die vielen Flakons in altägyptischen Gräbern legen ein beredtes Zeugnis davon ab. Die Steinzeitmenschen waren auf ihren Witterungssinn ebenso angewiesen, wie das Wild, das sie jagten.
Vergleichen wir z. B. die Aboriginies in Australien mit uns „zivilisierten" Menschen, so sehen wir, wieviel wir verlernt oder gar verloren haben.
Und trotzdem: Stellen wir uns vor: Das bißchen, das uns noch geblieben ist – es wäre weg! Eine Welt ohne Duft!
Bei einer starken Erkältung bekommen wir manchmal einen Eindruck davon, was das bedeutet, und wir sind froh, wenn wir das erstemal wieder Gerüche wahrnehmen können, denn wir waren von unseren subtilsten Empfindungen abgeschnitten; die ganze Welt fühlte sich stumpf und taub an. Kein noch so leckeres Essen konnte uns „anlachen" und uns das Wasser im Mund zusammenlaufen lassen. Wie wenig freute uns die blühende Frühlingswiese, das erste Durchatmen beim Spaziergang im Tannenwald, wie sehr fehlte uns der Geruch eines geliebten Menschen, der uns sonst offen und zärtlich stimmte.
Unser Geruchssinn hilft bei allen erdenklichen Entscheidungen, ob:
genießbar – ungenießbar,
angenehm – unangenehm,
gefährlich – ungefährlich.
Die Geruchswahrnehmung ist Einstimmung und Vorbereitung auf eine entstehende Situation zugleich. Sie ist der einzige Sinn, der unmittelbar mit dem stammesgeschichtlich ältesten Teil unseres Gehirns, dem Limbischen System in Verbindung steht und direkt Nerven, Gefühle und die Seele beeinflußt.
Riechen, erinnern, fühlen, reagieren, all das geschieht in einem Atemzug. Wer hat es nicht schon selbst erlebt, daß ihn ein Geruch plötzlich in eine frühere Situation versetzt, eine Stimmung wieder herbeigezaubert hat. Und alles hat seinen eigenen Geruch: Glück, Zufriedenheit, Liebe, Wut, Geiz, Angst . . . Bei jeder Stimmungsschwankung ändert sich auch unser Körper-

geruch. Auch Krankheiten verströmen ihren eigenen Geruch. Ärzte könnten viel mehr mit der Nase diagnostizieren.
Sie können Ihren Geruchssinn auch auf spielerische Weise erfahren:
Jeder Mensch hat seinen eigenen unverwechselbaren Geruch, eine Grundnote, die durch Alter, Gesundheitszustand, Gemütsverfassung, Ernährung etc. immer etwas variiert, aber sich in ihrer Eigenart doch von jeder anderen abhebt.
Es gibt einige schöne Sinnesübungen für die Nase:
Wenn mehrere Menschen, die sich kennen, zusammentreffen, kann einer aus dem Zimmer gehen. Die Zurückgebliebenen stellen sich in einer Reihe auf, am besten mit etwas Abstand voneinander.
Der Spielleiter bringt den Riechkandidaten mit verbundenen Augen wieder herein und führt ihn in geringem Abstand jeweils vor jeden in der Reihe. Der Kandidat muß nun die anderen erriechen. Jeder der Anwesenden kann dann einmal seine Nase ausprobieren.
Oder das Riechen von ätherischen Ölen:
In einem kleinen Kreis werden nacheinander eine bestimmte Anzahl verschiedener Düfte herumgereicht. Am besten zwei fruchtige, zwei blumige, zwei würzige, zwei krautige und zwei holzige Sorten. Jeder Teilnehmer riecht mit geschlossenen Augen an der jeweiligen Essenz und beschreibt gleich seine Gefühle und Bilder. Danach reicht er das Fläschchen weiter. Wenn die erste Sorte durchgerochen ist, kommt die nächste. Nach fünf Sorten brauchen die Nasen eine Erholungspause, danach kann's in die zweite Halbzeit gehen.
Oder versuchen Sie einmal ganz bewußt bei einem Spaziergang zu riechen: Steine, Gras, Moos, Rinde, Tannenzapfen, Pilze, Blumen . . .

Anwendungsmöglichkeiten

Innere Einnahme:
Am geeignetsten ist die Einnahme von 1 bis 2 Tropfen ätherischen Öles auf einen Teelöffel mit Honig, aufgelöst in einer Tasse warmen Wassers oder Kräutertees zwei bis drei mal täglich. Eine bestimmte Essenz sollte nicht länger als drei bis vier Wochen hintereinander eingenommen werden.
Folgende Öle sollten vorsichtig und in sehr geringer Dosierung verwendet werden:
Anis, Fenchel, Kampfer, Mußkatnuß, Nelke, Origanum, Salbei, Thuja, Thymian, Zimt.
Für Epileptiker ungeeignet sind:
Fenchel, Salbei, Thuja, Ysop.
Während der Schwangerschaft sind folgende Öle zu meiden:
Basilikum, Kampfer, Nelke, Muskatnuß, Majoran, Origanum, Petersilie, Salbei, Sassafras, Wacholder, Ysop, Wermut.
Im Zweifelsfall ist es immer besser, sich vor einer „ätherischen Kur" an einen erfahrenen Berater zu wenden.

Verdunstung in der Aromalampe:
Die Aromalampe ist Aladins Wunderlampe, mit der Sie sich ihre Räume, nach den jeweiligen Bedürfnissen, mit Düften gestalten können. Geben Sie in die Schale der Aromalampe Wasser und ein paar Tropfen ätherisches Öl. Eine Kerze im Bauch der Lampe erwärmt die Flüssigkeit und bringt sie zum Verdunsten. Nach kurzer Zeit erfüllt sich der Raum mit dem gewünschten Duft.
Ob Liebeslaube (Ylang-Ylang, Jasmin und Patchouli), Konferenzzimmer (Rosmarin, Muskatellersalbei und Lemongras), Kinderzimmer (Mandarine, Zimt und Vanille), Sauna (Fichtennadel, Kiefernnadel und Zirbelkiefer), Krankenzimmer (Eukalyptus, Thymian und Wacholder), Weihnachtsfeier (Blutorange, Bitterorange und Zimt), Meditationsraum (Weihrauch, Myrrhe und Muskatellersalbei), überall können Sie die jeweils günstigste Duftatmosphäre schaffen.
Zaubern und spielen Sie mit den ätherischen Ölen.

Bäder:
Auf eine gefüllte Badewanne braucht man etwa 10 Tropfen ätherisches Öl. Da es sich nicht mit dem Wasser mischt, sind hierfür natürliche Vermittler notwendig. Am besten geeignet sind Honig, Milch oder Sahne, da sie zudem noch sehr hautpflegende Eigenschaften besitzen. Das ätherische Öl wird mit einem der Emulgatoren gemischt und dem Badewasser beigegeben. Die entspannende Wärme und das Geborgenheitsgefühl im wohligen Wasser unterstützen ganz stark die Bereitschaft des Körpers, sich den Wirkungen der ätherischen Öle zu öffnen.

Aphrodisisches Bad:	5 Tropfen Ylang-Ylang
	3 Tropfen Jasmin
	2 Tropfen Sandelholz
Nervenbad:	5 Tropfen Melisse
	3 Tropfen Lavendel
	2 Tropfen Petitgrain
Aktivbad:	5 Tropfen Rosmarin
	3 Tropfen Zirbelkiefer
	2 Tropfen Basilikum
Erkältungsbad:	5 Tropfen Eukalyptus
	3 Tropfen Zirbelkiefer
	2 Tropfen Zimt
Cellulitebad:	5 Tropfen Zitrone
	3 Tropfen Wacholder
	2 Tropfen Zypresse
Depressionsbad:	5 Tropfen Bergamotte
	3 Tropfen Ylang-Ylang
	2 Tropfen Vanille
Morgenbad:	5 Tropfen Rosmarin
	3 Tropfen Zitrone
	2 Tropfen Cajeput
Einschlafbad:	5 Tropfen Lavendel
	3 Tropfen Kamille
	2 Tropfen Neroli

Körperöle:
Zur Herstellung von Massage- und Körperölen benötigen Sie kaltgepreßte fette Öle (Mandel-, Jojoba-, Avocado-, Weizenkeimöl...) und 2 – 3 % reine

natürliche ätherische Öle. Beides zusammen in eine Flasche geben und verschütteln.
Diese Anwendungsform bewirkt eine gegenseitige Verstärkung. Die Massage öffnet den Körper noch stärker für die Wirkung der ätherischen Öle und die Essenzen wiederum helfen, daß man sich der Massage mehr hingeben kann. Also eine ideale Ergänzung!
Körper- und Massageöle, bezogen auf 100 ml fettes Öl:

Aphrodisisches Massageöl:	10 Tropfen Ylang-Ylang
	5 Tropfen Jasmin
	5 Tropfen Sandelholz
	5 Tropfen Vetiver
	3 Tropfen Patchouli
	2 Tropfen Vanille
Beruhigungsöl:	15 Tropfen Lavendel
	15 Tropfen Rosenholz
	5 Tropfen Geranium
	5 Tropfen Cananga
Belebendes Öl:	15 Tropfen Rosmarin
	15 Tropfen Bergamotte
	10 Tropfen Zitrone
Kräfigendes Öl:	15 Tropfen Zedernholz
	15 Tropfen Sandelholz
	10 Tropfen Zirbelkiefer
Celluliteöl:	20 Tropfen Zitrone
	10 Tropfen Wacholder
	10 Tropfen Zypresse

Die weiteren Anwendungsmöglichkeiten sind vielfältig. Von der Herstellung eines eigenen Parfüms (etwa 20 % ätherisches Öl mit Jojobaöl oder reinem Weingeist gemischt), über Inhalationen (auf eine Schüssel mit sehr heißem Wasser etwa 10 Tropfen ätherisches Öl geben, den Kopf mit einem Handtuch abdecken und tief einatmen) und Kompressen (auf eine kleine Schüssel mit Wasser etwa 5 Tropfen ätherisches Öl geben, ein Tuch hineintauchen, ausdrücken und auflegen. Mit einem trockenen Tuch abdecken), bis zur Herstellung von eigener Kosmetik und der Verwendung als Speisegewürz. Eine spannende Wanderung durchs Wunderland der Düfte. Jetzt möchte ich Ihnen die einzelnen Essenzen vorstellen:

Angelika

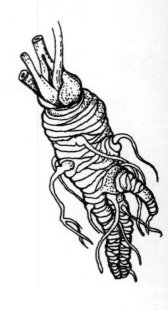

Lateinischer Name: Angelica Archangelica
Pflanzenfamilie: Doldenblütler
Vorkommen: Mittel- und Osteuropa
Gewinnnung: Wasserdampfdestillation
Pflanzenteile: Wurzel und Samen
Ätherischer Ölgehalt: 0,5–1%
Nötige Pflanzenmenge für 1 kg Essenz:
300 kg trockene Wurzeln und Samen
Hauptbestandteile: Terpene, Lactone, Pentansäure, Angelicin, Osthol, Cymol, Pinen

Innere Anwendung:
Blutreinigend, kräftigend, desinfizierend, krampflösend, blähungswidrig, appetitanregend, menstruationsregulierend, auswurffördernd, harntreibend, Abwehrkräfte steigernd, erwärmend, schleimlösend.
Bei Schwächezuständen, Verdauungsbeschwerden, Infektionskrankheiten, Durchblutungsstörungen, Blutarmut, Menstruationsbeschwerden, Nervosität.
Äußere Anwendung:
Einreibungen bei rheumatischen Beschwerden, Kompressen bei entzündeter Haut, Verdunstung zur Infektionsabwehr und allgemeinen Stärkung.
Psychisch-seelische Wirkung:
Ideal für alle Menschen, vom Mauerblümchen bis zum Angsthasen. Wenn Angst, Zaghaftigkeit, Entscheidungsschwäche und Mutlosigkeit am Lebensnerv nagen, regt Angelika-Öl wieder die Ich-Kräfte an und führt zurück zu den eigenen Wurzeln, zur Mitte. Das erhöht die Widerstandskraft und das Vertrauen in sich selbst und die Existenz.
Pflanzenbotschaft:
„Gib nicht auf, du wirst es schaffen!"
Die Angelikawurzel wurde schon vor Hunderten von Jahren zur Abwehr von bösen Geistern und Krankheiten, z. B. Pest verwandt.

Anis

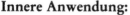

Lateinischer Name: Pimpinella Anisupa
Pflanzenfamilie: Doldenblütler
Vorkommen: Mittel- und Südeuropa
Gewinnung: Wasserdampfdestillation
Pflanzenteile: Samen
Ätherischer Ölgehalt. 3–5%
Nötige Pflanzenmenge für 1 kg Essenz: 40–50 kg getrocknete Samen
Hauptbestandteile: Anetol, Anisketon, Anissäure, Acetaldehyd

Innere Anwendung:
Schleim- und auswurffördernd, krampflösend, blähungswidrig, harntreibend, milchbildend, verdauungsfördernd, Drüsensekretion anregend, magenerwärmend, appetit-anregend.
Bei nervösen Verdauungsbeschwerden, Blähungen, Husten, chronischer Bronchitis, mangelnder Nierentätigkeit, Menstruationsbeschwerden, Migräne, Koliken, Schwindelanfällen.

Äußere Anwendung:
Bestandteil von Zahncreme, Verdampfung bei Husten und anderen Erkältungssymptomen, Massageöl bei Magen- und Darmbeschwerden, Einreibung (verdünnt) bei Kopfläusen.

Psychisch-seelische Wirkung:
Anisöl löst mild balsamisch die angestauten Ängste. Es lindert und tröstet, wenn seelisch alles ins Stocken gerät und hilft, unbewältigte Gefühle zu verarbeiten, in einer aufnehmenden, geborgenen Atmosphäre, wie wenn man zurück zur Mutter kommt, Trost und Liebe erfährt und gestärkt wieder ins Leben zurückkehrt.

Pflanzenbotschaft:
„Gib mit Deine Last, ich helf dir tragen".

Arnika

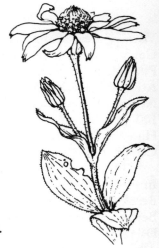

Lateinischer Name: Arnica Montana
Pflanzenfamilie: Korbblütler
Vorkommen: Mitteleuropa, Balkanländer
Gewinnung: Wasserdampfdestillation
Pflanzenteile: Blüten
Ätherischer Ölgehalt: 0,3%
Nötige Pflanzenmenge für 1 kg Essenz:
400 kg trockene Blüten
Hauptbestandteile: Laurin-, Öl-,
Palmitinsäureester, Azulen, Paraffin, Fettsäuren.

Innere Anwendung:
Anregend, harntreibend, auflösend, entzündungshemmend, krampflösend. Bei Übelkeit, Blutstau, Gehirnerschütterung, Lähmungen, Herzerkrankungen, Leber- und Milzschwellungen.
Äußere Anwendung:
Kompresse oder Einreibung bei Prellungen, Verstauchungen, Quetschungen, Zerrungen, Verband bei Schnittwunden, Massageöl bei rheumatischen Beschwerden, Auflagen und Waschungen bei Hautentzündungen.
Psychisch-seelische Wirkung:
Arnika ist angezeigt bei schweren Schocks, allen erdenklichen seelischen Wunden und Schmerzen. Es wirkt lösend und ableitend bei emotionalen Stauungen. Es ist ratsam, das Öl vor allen zu erwartenden traumatischen Situationen zu benutzen (z. B. Operationen, Geburten, Prüfungen, Auseinandersetzungen, Trennungen).
Pflanzenbotschaft:
„Komm her, ich heile deine Wunden."

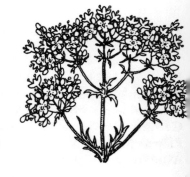

Baldrian

Lateinischer Name: Valeriana officinalis
Pflanzenfamilie: Doldenblütler

Vorkommen: Mittel- und Osteuropa
Gewinnung. Wasserdampfdestillation
Pflanzenteile: Wurzel
Ätherischer Ölgehalt: 1–1,5%
Nötige Pflanzenmenge für 1 kg Essenz:
100 getrocknete Wurzeln
Hautbestandteile: Pinen, Fenchen, Camphen, Terpinen, Cymol, Terpinolen, Valen

Innere Anwendung:
Beruhigend, krampflösend, leicht betäubend, balsamisch, nervenstärkend. Bei Schlaflosigkeit, Nervosität, Nervenschwäche, Epilepsie, Magen- und Darmkrämpfen.
Äußere Anwendung:
Salbenzubereitung bei nervöser, überempfindlicher Haut, schlaffördernder Badezusatz, Massageöl bei Magenkrämpfen und Koliken.
Psychisch-seelische Wirkung:
Bei Angstzuständen, die sich in Übernervosität und Rastlosigkeit äußern, schenkt Baldrianöl wieder die Möglichkeit zu Einkehr und Ruhe. Es betäubt uns fast ein bißchen, um uns aus dem Teufelskreis herauszulösen und uns wieder die Möglichkeit zu geben, die Situation gestärkt und mit neuen Augen zu sehen.
Pflanzenbotschaft:
„Laß dich fallen, ich entführ' dich zu dir selbst".

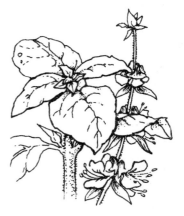

Basilikum

Lateinischer Name: Ocimum basilicum
Pflanzenfamilie: Lippenblütler
Vorkommen: Mittel- und Südeuropa
Gewinnung: Wasserdampfdestillation
Pflanzenteile: Kraut
Ätherischer Ölgehalt: 0,5–0,8 %

Nötige Pflanzenmenge für 1 kg Essenz:
500–800 kg der frischen Pflanze
Hauptbestandteile: Methylchavicol,
Cineol, Campher, Linalol, Ocimen, Pinen

Innere Anwendung:
Magenstärkend, krampflösend, beruhigend, durchwärmend, menstruationsfördernd, hustenlindernd, schweißtreibend, nervenstärkend, darmreinigend, Nebenniere anregend. Bei Überarbeitung, Streß, Depression, Schlafstörungen, Migräne, Verdauungsschwäche, Darminfektionen, Menstruationsbeschwerden, Nierenträgheit, Fieber, Keuchhusten, Bronchitis.

Äußere Anwendung:
Pur auf Insektenstiche, Verdampfung bei Verlust des Geruchssinns nach chronischem Schnupfen, Haartonikum bei Haarausfall, in aphrodisischen Massageölen, kräftigender Badezusatz, Waschung oder Auflage bei schlecht heilenden Wunden.

Psychisch-seelische Wirkung:
Bei geistiger Überanstrengung und Erschöpfung erschließt das Basilikumöl neue, ungeahnte Kraftquellen und läßt Selbstvertrauen wachsen.

Pflanzenbotschaft:
„Hab' Vertrauen, du hast mehr Kraft als du glaubst!"

Bay

Lateinischer Name: Pimenta Racemosa
Pflanzenfamilie: Myrtengewächse
Vorkommen: Südamerika, Ostafrika
Gewinnung: Wasserdampfdestillation
Pflanzenteile: Früchte, Blätter
Ätherischer Ölgehalt: 1,2–1,3 %
Nötige Pflanzenmenge für 1 kg Essenz:
80–90 kg frische Blätter
Hauptbestandteile: Eugenol, Chavicol, Furfurol, Myrcen, Phellandren, Citral

Innere Anwendung:
Antiseptisch, appetitanregend, magenstärkend, durchwärmend, durchblutungsfördernd, schmerzlindernd, stoffwechselanregend. Bei Magen- und Darmerkrankungen, Durchblutungsstörungen, Erschöpfungszuständen.
Äußere Anwendung:
Bestandteil von Haarwässern und Haarwuchsmitteln, Zusatz von Rheuma- und Durchwärmungsbädern.
Psychisch-seelische Wirkung:
Wenn die Antriebskräfte nachlassen und man sich immer weiter zurückzieht und isoliert, gibt Bayöl Hilfe und Unterstützung, nach außen zu gehen und sich dem Leben wieder zu stellen.
Pflanzenbotschaft:
„Komm, trau dich und spring wieder in den Fluß des Lebens."

Beifuß

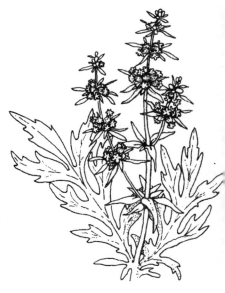

Lateinischer Name: Artemisia vulgaris
Pflanzenfamilie: Korbblütler
Vorkommen: Mitteleuropa, Nordamerika, Asien
Gewinnung: Wasserdampfdestillation
Pflanzenteile: Kraut
Ätherischer Ölgehalt: 0,2%
Nötige Pflanzenmenge für 1 kg Essenz:
500 kg frisches Kraut
Hauptbestandteile: Cineol, Thujon, Fernenol, Amyrin, Pinen

Innere Anwendung:
Wurmtreibend, appetitanregend, leberreinigend, stärkend, anregend, verdauungsfördernd, krampflösend, menstruationsfördernd, fiebersenkend, auswurffördernd, anti-rheumatisch, zusammenziehend. Bei Magenschwäche, Verdauungsbeschwerden, Appetitlosigkeit, Gallenleiden, Koliken, Nervenschwäche, Lungenentzündung, Epilepsie und Krämpfen.

Äußere Anwendung:
Zusatz zu kräftigenden Bädern, Mischung mit fettem Öl gegen Hautparasiten als Einreibung, als Waschung oder Auflage bei entzündeter Haut.

Psychisch-seelische Wirkung:
Beifußöl hilft bei der Konzentration auf das Wesentliche. Wenn man sich in tausend Möglichkeiten und Einzelheiten verzettelt hat und dadurch Kraft und Schwung verloren hat, bringt es unmittelbar zum Eigentlichen, zur klaren Sicht, zurück. Dadurch können die vielen Möglichkeiten nicht mehr verunsichern. Entscheidungen können leichter getroffen und der eigene Standpunkt dann besser vertreten werden.

Pflanzenbotschaft:
„Sieh das Wesentliche und entscheide".
(Beifuß im Haus, treibt den Teufel in die Flucht)

Benzoe

Lateinischer Name: Styrax benzoin
Pflanzenfamilie: Styraxgewächse
Vorkommen: Sumatra, Java, Thailand
Gewinnung: Alkoholauszug und nachträgliche Destillation
Pflanzenteile: Harz
Ätherischer Ölgehalt: 5 %
Nötige Pflanzenmenge für 1 kg Essenz: 20 kg Harz
Hauptbestandteile: Benzoesäure, Zimtsäure, Vanillin, Styrol, Benzaldehyd

Innere Anwendung:
Stimulierend, keimtötend, durchwärmend, balsamisch, schleimlösend, harntreibend, kreislaufanregend. Bei Streß und Erschöpfungszuständen, Asthma, Grippe, Bronchitis, Blasenkatarrh, Harnwegsinfekten, Rheuma, Arthritis, Gicht, Hautentzündungen, Dermatitis, Ekzemen.

Äußere Anwendung:
Inhalation bei Bronchitis und Erkältungen, Mischung mit Jojobaöl gegen trockene, rissige Hände, Einreibung mit fettem Öl zusammen bei Muskel- und Gelenkschmerzen.

Psychisch-seelische Wirkung:
Bei Niedergeschlagenheit wirkt Benzoeöl leicht euphorisierend. Es legt eine Schicht von Balsam auf unsere wunde Seele, die sich in dieser wohligen Geborgenheit von ihren Verletzungen erholen kann.
Pflanzenbotschaft:
„Komm her, ich heile deine Wunden!"

Bergamotte

Lateinischer Name: Citrus aurantium
Pflanzenfamilie: Rautengewächse
Vorkommen: Südeuropa, Asien
Gewinnung: Pressung
Pflanzenteile: Schalen
Ätherischer Ölgehalt: 0,5 %
Nötige Pflanzenmenge für 1 kg Essenz: 200 kg frische Schalen
Hauptbestandteile: Limonen, Linalylacetat, Linalool, Bergapten, Nerol, Limettin

Innere Anwendung:
Angstlösend, stimmungsaufhellend, antiseptisch, blähungswidrig, fiebersenkend, krampflösend, magenanregend, wurmtreibend. Bei Darminfektionen, Appetitlosigkeit, Koliken, Depressionen, Nervosität, Abgeschlagenheit.
Äußere Anwendung:
Gurgelwasser bei Halsentzündungen, Waschungen oder Kompressen bei schlecht heilenden Wunden, Hautpflegeprodukte bei Akne und unreiner, fetter Haut, Wadenwickel bei hohem Fieber, auf Herpesbläschen auftragen.
Psychisch-seelische Wirkung:
Bei Angst und Depressionen wirkt Bergamotteöl lösend und entspannend, gleichzeitig stark stimmungsaufhellend und belebend. Es ist ein Antidepressivum par exellence. Das verlorene Selbstbewußtsein wird wieder aufgebaut, die Seele wird erfrischt und Freude und Spaß am Leben tauchen aus der dunklen Tiefe wieder ans Tageslicht.
Pflanzenbotschaft:
„Komm´ aus dem schwarzen Loch und tanz´ mit mir in der Sonne"

Bohnenkraut

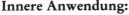

Lateinischer Name: Satureja hortensis
Pflanzenfamilie: Lippenblütler
Vorkommen: Mittel- und Südeuropa, Kleinasien
Gewinnung: Wasserdampfdestillation
Pflanzenteile: Kraut
Ätherischer Ölgehalt: 1 %
Nötige Pflanzenmenge für 1 kg Essenz: 100 kg frisches Kraut
Hauptbestandteile: Carvacrol, Cymol, Dipenten, Phenol, Thymol u. a.

Innere Anwendung:
Krampflösend, schleimlösend, verdauungsfördernd, wundheilend, sexuell anregend, Nebennieren anregend, antiseptisch. Bei Magen- und Darminfektionen, Krämpfen, Durchfall, Bronchitits, geistiger Überarbeitung, sexueller Schwäche.

Äußere Anwendung:
Waschungen und Kompressen bei schlecht heilenden Wunden, Gurgeln bei Halsschmerzen, auf Insektenstiche getupft verhindert es Schwellungen und Schmerzen.

Psychisch-seelische Wirkung:
Bei geistiger Abgeschlagenheit und Überarbeitung hat das Bohnenkrautöl eine kräftigende und den Intellekt anregende Wirkung.
Es wirkt entspannend, aber dabei nicht einschläfernd, sondern stärkt und leitet zu neuen Taten über. Ein hervorragendes Öl, um in einer scheinbar unlösbaren Situation wieder neue Kraft zu schöpfen und dann doch noch eine Lösung zu finden.

Pflanzenbotschaft:
„Entspann´ dich und vertrau auf deine Kraft!"

Cajeput

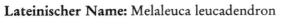

Lateinischer Name: Melaleuca leucadendron
Pflanzenfamilie: Myrtengewächse
Vorkommen: Malaysia, Australien, Philippinen
Gewinnung: Wasserdampfdestillation
Pflanzenteile: Blätter
Ätherischer Ölgehalt: 1 %
Nötige Pflanzenmenge für 1 kg Essenz:
100 - 120 kg frische Blätter
Hauptbestandteile: Cineol, Pinen, Limonen, Dipenten, Terpene, Baldriansäure, Terpineol.

Innere Anwendung:
Antiseptisch, krampflösend, schmerzlindernd, wurmtreibend, auswurffördernd, fiebersenkend, blutstillend. Bei Darm- und Blasenentzündungen, Bronchitis, Tuberkulose, Mund- und Halsentzündungen, Magenkrämpfen, Asthma, Menstruationsbeschwerden, Rheuma, Gicht, Epilepsie, Harnwegsinfektionen.
Äußere Anwendung:
Einreibungen (verdünnt) bei Neuralgien und Rheuma, in Erkältungsbädern, auf schmerzende Zähne, bei Ohrenschmerzen auf Watte, Inhalation bei Nebenhöhlenerkrankungen, Waschungen und Kompressen bei Hautkrankheiten (z. B. Schuppenflechte, Akne ...).
Psychisch-seelische Wirkung:
Cajeputöl verschafft bei Verwirrung und Entscheidungslosigkeit wieder die Möglichkeit, zu einer Klarheit zurückzukommen. Es gibt außerdem durch seine fruchtige Komponente den Antrieb, diese gewonnene Klarheit in die Tat umzusetzen. Ein hervorragendes Öl, wenn der Mensch aus seiner Kontinuität herausgerissen wird und sich auf Neues einstellen muß.
Pflanzenbotschaft:
„Ich geb´ dir Klarheit und Frische!"

Cananga

Lateinischer Name: Cananga odorata
Pflanzenfamilie: Magnoliengewächse
Vorkommen: Indonesien, Philippinen, Madagaskar, Réunion, Komoren.
Gewinnung: Wasserdampfdestillation
Pflanzenteil: Ganze Pflanze
Ätherischer Ölgehalt: 1,5 %
Nötige Pflanzenmenge für 1 kg Essenz: 60 kg frische Pflanzen
Hauptbestandteile: Linalool, Geraniol, Cadinen, Pinen, Eugenol, Safrol, Farnesol, Sesquiterpen.

Innere Anwendung:
Die Anwendung wie bei Ylang-Ylangöl, nur etwas schwächer.

Cascarilla

Lateinischer Name: Croton eluteria
Pflanzenfamilie: Euphorbiaceae
Vorkommen: Bahamas, Cuba, Haiti
Gewinnung: Wasserdampfdestillation
Pflanzenteile: Rinde
Ätherischer Ölgehalt: 1,5 % - 3 %
Nötige Pflanzenmenge für 1 kg Essenz: 30 - 50 kg
Hauptbestandteile: Cymol, Eugenol, Cascarillsäure, Harze

Innere Anwendung:
Verdauungsfördernd, wundheilend, blähungswidrig, abführend, schweißtreibend, durchwärmend. Bei Verdauungsbeschwerden, eiternden, entzündeten Wunden, schlechter Durchblutung.
Äußere Anwendung:
Waschungen oder Auflagen bei entzündeter Haut und schlecht heilenden Wunden, Grundstoff der Parfümindustrie.

Psychisch-seelische Wirkung:
Wenn der Mensch, aus mangelndem Selbstwertgefühl, Auseinandersetzungen und Konfrontationen gemieden hat, kann Cascarillaöl ihm helfen, konstruktiv mit anstehenden Problemen umzugehen.
Pflanzenbotschaft:
„Hab´ keine Angst, du kannst dich so annehmen, wie du bist!"

Cassia

Lateinischer Name: Cinnamomum aromaticum nees
Pflanzenfamilie: Lorbeergewächse
Vorkommen: Indien, China, Vietnam, Sumatra, Java
Gewinnung: Wasserdampfdestillation
Pflanzenteile: Rinde
Ätherischer Ölgehalt: 1 - 2 %
Nötige Pflanzenmenge für 1 kg Essenz: 60 - 80 kg
Hauptbestandteile: Zimtaldehyd, Benzaldehyd, Benzoesäure, Cumarin, Salicylaldehyd, Zimtsäure

Innere Anwendung:
Appetitanregend, verdauungsfördernd, blutstillend, antiseptisch, desinfizierend, pilztötend, kreislauffördernd, durchblutungsfördernd, wurmtreibend. Bei Schwächezuständen, Erkältungskrankheiten, zu starker Menstruation, Magen- und Darminfektionen, Durchfall, Unterkühlung, Muskelschmerzen, Rheuma.
Äußere Anwendung:
Als Waschung oder Kompresse bei Hautparasiten, pur aufgetragen auf Bienen- und Wespenstiche, Inhalation bei Erkältungskrankheiten.
Psychisch-seelische Wirkung:
Cassiaöl schenkt emotionale Wärme und Geborgenheit. Noch milder als das Öl vom offiziellen Zimt löst es die Seele aus Verhärtung und Erstarrung, wenn sich Menschen im Abseits des Lebens fühlen und sich hart und unzulänglich gemacht haben. Es regt Träume und Phantasien an.
Pflanzenbotschaft:
„Ich geb´ dir Wärme, damit du dich wieder öffnen kannst!"

Cistrose

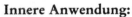

Lateinischer Name: Cistus Labdaniferus
Pflanzenfamilie: Cistrosengewächse
Vorkommen: Mittelmeerraum
Gewinnung: Wasserdampfdestillation
Pflanzenteile: Blätter und Zweige
Ätherischer Ölgehalt: 5 %
Nötige Pflanzenmenge für 1 kg Essenz: 20 kg
Hauptbestandteile: Terpene, Phenole, Ester, Eugenol, Ledol, Essig- und Ameisensäure.

Innere Anwendung:
Antiseptisch, durchwärmend, krampflösend, menstruationsfördernd, Lymphe entstauend, adstringierend. Bei schwer heilenden Wunden, Ekzemen, Neurodermitis, Blasenentzündung.
Äußere Anwendung:
Umschläge und Waschungen bei allen erdenklichen Hauterkrankungen, zur Lymphdrainage bei Lymphdrüsenschwellungen, Basisstoff für Parfüme, in kosmetischen Cremes bei Akne, fetter und entzündeter Haut, in Bädern bei Blasenentzündungen.
Psychisch-seelische Wirkung:
Bei traumatischen Erlebnissen, die dazu geführt haben, daß der Mensch sich total abgeschlossen hat, um nicht mehr an seine Wunde erinnert zu werden. Cistrosenöl führt sanft und zart wieder zu dieser tiefen Verletzung hin, damit eine Aussöhnung wieder möglich wird und die dunklen Geister sich verziehen.
Pflanzenbotschaft:
„Zeig´ mir deine Wunde, ich tu´ dir Balsam darauf!"

Citronella

Lateinischer Name: Cymbopogon nardus
Pflanzenfamilie: Süßgräser
Vorkommen: Ceylon, Java, Sumatra, Südamerika, China
Gewinnung: Wasserdampfdestillation
Pflanzenteile: Blätter
Ätherischer Ölgehalt: 1 %
Nötige Pflanzenmenge für 1 kg Essenz: 100 kg
Hauptbestandteile: Geraniol, Citronellal, Eugenol, Citral, Dipenten, Cadinen, Limonen, Citronellol

Innere Anwendung:
Anregend, erfrischend, blutreinigend, pilztötend, antibakteriell. Bei Stirnhöhlenkatarrh, Schnupfen, Kopfschmerzen, Abgeschlagenheit.

Äußere Anwendung:
Kompressen zur Erfrischung und Belebung, Verdunstung bei schlechter Raumluft (Tabakrauch, Fischgeruch etc.).

Psychisch-seelische Wirkung:
Citronellaöl wirkt bei Antriebslosigkeit und Depressionen anregend und stimmungsaufhellend. Es hilft, alte Verhaltensmuster aufzugeben und sich neuen Abenteuern und Eindrücken zuzuwenden.

Pflanzenbotschaft:
„Laß´ deine Gewohnheiten links liegen und mach´ mal was Verrücktes."

Costuswurzel

Lateinischer Name: Saussurea lappa clarke
Pflanzenfamilie: Korbblütler
Vorkommen: China, Indien, Pakistan
Gewinnung: Wasserdampfdestillation
Pflanzenteile: Wurzel

Ätherischer Ölgehalt: 1 %
Nötige Pflanzenmenge für 1 kg Essenz: 100 kg getrocknete Wurzeln
Hauptbestandteile: Costuslacton, Saussurealacton, Saurin

Innere Anwendung:
Anregend, stimulierend, fiebersenkend, antimikrobiell, blutstillend, antirheumatisch. Bei Antriebsschwäche, Rheuma.
Äußere Anwendung: Einreibung bei rheumatischen Beschwerden, Fixativ bei der Parfümherstellung.
Psychisch-seelische Wirkung:
Costuswurzelöl hat eine stark stimulierende Wirkung. Die Welt sieht nicht mehr so grau und bedrohlich aus. Es kräftigt, um in dieser hektischen, rastlosen Zeit zentriert zu bleiben.
Pflanzenbotschaft:
„Laß´ dich zu deiner Mitte bringen und schau´ dir die Welt von dort aus an!"

Cumin

Lateinischer Name: Cuminum Cyminum
Pflanzenfamilie: Doldenblütler
Vorkommen: Mittelmeerraum, Indien, China, USA
Gewinnung: Wasserdampfdestillation
Pflanzenteile: Samen
Ätherischer Ölgehalt: 3,5 %
Nötige Pflanzenmenge für 1 kg Essenz: 30 kg getrocknete Samen
Hauptbestandteile: Cuminol, Eugenol, Pinen, Phellandren, Cymol, Terpinen

Innere Anwendung:
Appetitanregend, magenstärkend, verdauungsfördernd, krampflösend. Bei Koliken, Magen- und Darmbeschwerden, Appetitlosigkeit.
Äußere Anwendung:
Als Einreibung bei allen Koliken und Menstruationsbeschwerden.
Psychisch-seelische Wirkung:
Cuminöl unterstützt uns beim Loslassen von unseren „Lieblingssorgen und

-befürchtungen". Oft halten wir uns an etwas Bekanntem fest, selbst, wenn es sich um sehr negative Gefühle und Situationen handelt. Es hilft uns, den Geist zu lockern und uns zu entspannen.
Pflanzenbotschaft:
„Laß´ los und sieh´, was dann geschieht!"

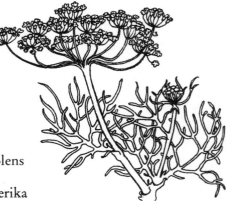

Dill

Lateinischer Name: Anethum graveolens
Pflanzenfamilie: Doldenblütler
Vorkommen: Mitteleuropa, Nordamerika
Gewinnung: Wasserdampfdestillation
Pflanzenteile: Samen, Kraut
Ätherischer Ölgehalt: 4 %
Nötige Pflanzenmenge für 1 kg Essenz: 25 kg getrocknete Samen
Hauptbestandteile: Carvon, Limonen, Phellandren, Terpinen, Myristicin, Vitamin A und C

Innere Anwendung:
Antiseptisch, krampflösend, blähungstreibend, verdauungsfördernd, erwärmend, schleimlösend, milchbildend. Bei Koliken, Verdauungsbeschwerden, Blähungen, Magen- und Darmerkrankungen.
Äußere Anwendung:
Ideales Massageöl für Kinder bei Blähungen und Koliken.
Psychisch-seelische Wirkung:
Das Dillöl ist eines der mildesten Anregungsmittel für die seelische Verdauung. Geeignet für zarte, empfindsame Menschen, bei denen ein starkes Stocken im Energiefluß eingetreten ist. Auf fast unmerkliche Art und Weise hilft das Öl beim Überwinden dieser Blockade.
Pflanzenbotschaft:
„Ganz sacht und zart bring´ ich´s ins Fließen!"

Edeltanne

Lateinischer Name: Abies Alba
Pflanzenfamilie: Kieferngewächse
Vorkommen: Mitteleuropa, Nordamerika
Gewinnung: Wasserdampfdestillation
Pflanzenteile: Nadeln, Zapfen
Ätherischer Ölgehalt: 0,5 %
Nötige Pflanzenmenge für 1 kg Essenz: 200 kg
Hauptbestandteile: Bornylacetat, Pinen, Limonen, Santen

Innere Anwendung:
Hustenstillend, durchblutungsfördernd, antiseptisch, kräftigend, schleimlösend, schweißtreibend, antirheumatisch, desinfizierend. Bei Erkrankungen der Atemwege, Erkältung, Rheuma, Leberbeschwerden.
Äußere Anwendung:
Einreibemittel bei rheumatischen Beschwerden, Zusatz für Erkältungs- und Rheumabäder, Verdampfung bei Erschöpfungszuständen, in Brustbalsamen.
Psychisch-seelische Wirkung:
Wenn man sich vergebens alle erdenkliche Mühe gegeben hat und jetzt, erschöpft, immer noch fernab des Zieles, nicht mehr weiter kann, schenkt das Edeltannenöl einen tiefen, entspannenden Seufzer. Es regeneriert und kräftigt, läßt vielleicht auch erkennen, daß man einem Phantom nachgejagt hat.
Pflanzenbotschaft:
„Mach´ dich doch nicht so verrückt!"

Elemi

Lateinischer Name: Canarium luzonicum
Pflanzenfamilie: Balsambaumgewächse
Vorkommen: Philippinen, Molukken, Java
Gewinnung: Wasserdampfdestillation

Pflanzenteile: Harz
Ätherischer Ölgehalt: 25 %
Nötige Pflanzenmenge für 1 kg Essenz: 4 kg Harz
Hauptbestandteile: Dipenten, Elemicin, Limonen, Phellandren, Pinen, Terpinen

Innere Anwendung:
Antiseptisch, ausgleichend, stärkend, schleimlösend. Bei Schwächezuständen, Bronchialkatarrh.
Äußere Anwendung:
Waschung und Auflagen bei schlechtheilenden Wunden und Abszessen.
Psychisch-seelische Wirkung:
Elemiöl versetzt in eine feierliche, meditative Stimmung, die unsere inneren Räume für ausgedehnte Spaziergänge öffnet und die turbulente Welt weit zurückläßt.
Pflanzenbotschaft:
„Tritt´ ein und spür´ den Frieden!"

Estragon

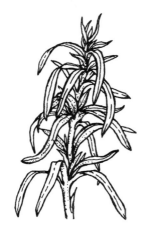

Lateinischer Name: Artemisia dracunculus
Pflanzenfamilie: Korbblütler
Vorkommen: Europa, UdSSR, Nordindien
Gewinnung: Wasserdampfdestillation
Pflanzenteile: Kraut
Ätherischer Ölgehalt: 0,5 %
Nötige Pflanzenmenge für 1 kg Essenz: 200 kg getrocknetes Kraut
Hauptbestandteile: Estragol, Ocimen, Phellandren, Terpene

Innere Anwendung:
Appetitanregend, verdauungsfördernd, krampflösend, antiseptisch, wurmtreibend, menstruationsfördernd, herzstärkend, durchblutungsfördernd. Bei Magenbeschwerden, Schluckauf, Blähungen, langsamer Verdauung, Darmparasiten, Schwächezuständen, Rheuma.

Äußere Anwendung:
Einreibung bei rheumatischen Beschwerden, Einreibung bei Hautparasiten.
Psychisch-seelische Wirkung:
Bei Nervenschwäche und geringer seelischer Belastbarkeit wirkt Estragonöl stärkend und aufbauend. Wenn man sich durch übermäßiges Zweifeln in eine Situation der Antriebslosigkeit gebracht hat, hilft es, den Mut zur Entscheidung wiederzufinden. Es steigert die psychische Widerstandskraft.
Pflanzenbotschaft:
„Ich geb´ dir Kraft zum Handeln."

Eukalyptus

Lateinischer Name: Eucalyptus globulus
Pflanzenfamilie: Myrtengewächse
Vorkommen: Südeuropa, Australien, USA, Afrika
Gewinnung: Wasserdampfdestillation
Pflanzenteile: Blätter und Zweige
Ätherischer Ölgehalt: 2 %
Nötige Pflanzenmenge für 1 kg Essenz: 50 kg getrocknete Blätter
Hauptbestandteile: Cineol, Camphen, Fenchen, Pinen, Terpineol

Innere Anwendung:
Keimtötend, fiebersenkend, auswurffördernd, schmerzstillend, harntreibend, Blutzucker senkend, stimulierend, wundheilend, hustenstillend, blutstillend, krampflösend, konzentrationsfördernd. Bei Asthma, Bronchitis, Erkältung, Fieber, Harnwegsinfekten, Diabetes, Rheuma, Tuberkulose, Blasen- und Niereninfekten.
Äußere Anwendung:
Gurgelmittel bei Rachen- und Mandelentzündung, Wadenwickel bei hohem Fieber. Waschungen oder Auflagen bei schlecht heilenden Wunden. Einreibemittel bei rheumatischen Erkrankungen. Verdunstung zur Insektenabwehr. Verdunstung bei beginnender Erkältung.
Psychisch-seelische Wirkung:
Eukalyptusöl steigert die Konzentrationsfähigkeit und unterstützt das logische Denken. Bei cholerischen Naturen kühlt es die Hitzköpfe. Für

Menschen, bei denen die Seele von dichtem Nebel umgeben ist und kein klarer Gedanke mehr möglich erscheint. Eukalyptusöl verscheucht die Nebel und gibt klare Sicht zum Erkennen der Zusammenhänge und Lebensgesetze.
Pflanzenbotschaft:
„Ich öffne dir die Augen!"

Fenchel

Lateinischer Name: Foeniculum vulgare
Pflanzenfamilie: Doldenblütler
Vorkommen: Europa, Nordamerika, Indien, China
Gewinnung: Wasserdampfdestillation
Pflanzenteile: Samen
Ätherischer Ölgehalt: 5 %
Nötige Pflazenmenge für 1 kg Essenzen:
20 kg getrocknete Samen
Hauptbestandteile: Pinen, Camphen, Myrcen, Phellandren, Terpinen, Limonen, Ocimen, Fenchen, Terpinen

Innere Anwendung:
Appetitanregend, verdauungsfördernd, harntreibend, menstruationsfördernd, milchbildend, schleimlösend, krampflösend, abführend, wurmtreibend, antibakteriell. Bei Verdauungsbeschwerden, Koliken, Blähungen, Erkältungen, Menstruationsbeschwerden, Husten, Verstopfung, Schluckauf, Harnsteinen, Gicht, Lungenerkrankungen, Darmparasiten.
Äußere Anwendung:
Gurgelwasser bei Halsentzündungen, zur Hautpflege bei fettiger, unreiner Haut, Fenchelwasser bei Augenleiden, Einreibungen und Kompressen bei Koliken und Magenkrämpfen.
Psychisch-seelische Wirkung:
Fenchelöl hilft beim Einordnen und Verarbeiten von Gefühlen und verleiht

innere Stabilität und größere Klarheit. Es schenkt das Gefühl von mütterlicher Umsorgtheit, Geborgenheit und Heimat. Hervorragend bei Einsamkeitsgefühlen und seelischer Erstarrung.
Pflanzenbotschaft:
„Komm´ her und laß´ dich trösten!"

Fichte

Lateinischer Name: Picea abies
Pflanzenfamilie: Nadelhölzer
Vorkommen: Mittel- und Nordeuropa, UdSSR, Nordamerika
Gewinnung: Wasserdampfdestillation
Pflanzenteile: Nadeln
Ätherischer Ölgehalt: 0,2 %
Nötige Pflanzenmenge für 1 kg Essenz: 500 kg Nadeln
Hauptbestandteile: Bornylacetat, Pinen, Phellandren, Dipenten, Cadinen, Santen.

Innere Anwendung:
Antiseptisch, tonisierend, schweißhemmend, beruhigend, kräftigend, Nebennieren anregend, auswurffördernd. Bei Leberbeschwerden, Harnwegsinfekten, Bronchitis, Asthma, Lungenentzündung, Grippe, Gallenblasenentzündung, Nierensteinen, Rachitis.
Äußere Anwendung:
Rheuma- und Erkältungsbäder, Fußbäder bei zu starkem Fußschweiß, Inhalation bei Lungenerkrankungen, Erkältungen, Stirnhöhlenkatarrh, Einreibung bei rheumatischen Beschwerden.
Psychisch-seelische Wirkung:
Bei Verlassenheits- und Einsamkeitsgefühlen ist Fichtennadelöl Balsam für die Seele. Es tröstet und stärkt, gibt den nötigen Halt, wieder mit beiden Beinen im Leben zu stehen und auch einmal stürmische Zeiten unbeschadet zu überstehen.
Pflanzenbotschaft:
„Ich zeig´ dir deine Kraft und Stärke!"

Galbanum

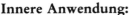

Lateinischer Name: Ferula galbanifula
Pflanzenfamilie: Doldenblütler
Vorkommen: Iran, Irak, Türkei, Syrien
Gewinnung: Wasserdampfdestillation
Pflanzenteile: Harz
Ätherischer Ölgehalt: 10 %
Nötige Pflanzenmenge für 1 kg Essenz: 10 kg Harzresinoid
Hauptbestandteile: Galbaresensäure, Galbansäure, Cadinen, Pinen

Innere Anwendung:
Beruhigend, ausgleichend, menstruationsfördernd, durchblutungsfördernd, antiseptisch. Bei Rheuma, mangelnder Menstruation, Verspannungen.

Äußere Anwendung:
Waschungen und Kompressen bei Abszessen, Furunkeln, schlecht heilenden Wunden und Akne, Einreibungen bei rheumatischen Beschwerden.

Psychisch-seelische Wirkung:
Auf Menschen, die unter sehr starker Anspannung stehen und leicht reizbar sind, wirkt dieses Öl ausgleichend und beruhigend. Es kann helfen, seelische Verhärtungen zu erweichen und eine milde, entspannte Haltung zu erzeugen.

Pflanzenbotschaft:
„Beruhig' dich und hol' erst mal Luft!"

Galgant

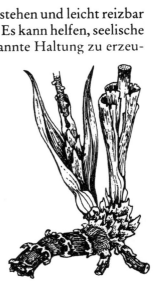

Lateinischer Name: Alpinia officinarum
Pflanzenfamilie: Ingwergewächse
Vorkommen: China, Indien, Thailand
Gewinnung: Wasserdampfdestillation
Pflanzenteile: Wurzel
Ätherischer Ölgehalt: 1%
Nötige Pflanzenmenge für 1 kg Essenz: 100 kg getrocknete Wurzeln
Hauptbestandteile: Eugenol, Eucalyptol, Pinen, Terpene, Cineol, Cadinen.

Innere Anwendung:
Tonisierend, stimulierend, verdauungsfördernd, Drüsentätigkeit anregend, durchwärmend, entschlackend, appetitanregend. Bei Magen- und Darmbeschwerden, Menstruationsbeschwerden, Ohnmachts- und Schwindelgefühl.
Äußere Anwendung:
Massageöl zu Kräftigung und Anregung der Hautfunktion.
Psychisch-seelische Wirkung:
Galgantöl stärkt das Selbstvertrauen und führt zu den eigenen Wurzeln, zur Mitte. Es durchwärmt die Seele und hilft, alte Schlacken und Ablagerungen aufzulösen. Gut geeignet zur Unterstützung von psychotherapeutischen Prozessen.
Pflanzenbotschaft:
„Du kannst vertrauen!"

Geranium

Lateinischer Name: Pelargonim odorantissimum
Pflanzenfamilie: Storchschnabelgewächse
Vorkommen: Mittel- und Südeuropa, Ostafrika, Réunion
Gewinnung: Wasserdampfdestillation
Pflanzenteile: ganze Pflanze
Ätherischer Ölgehalt: 0,2 %
Nötige Pflanzenmenge für 1 kg Essenz: 500 kg frische Pflanzen
Hauptbestandteile: Geraniol, Citronellol, Linalool, Pinen

Innere Anwendung:
Stärkend, schmerzlindernd, zusammenziehend, wundheilend, blutstillend, antiseptisch, Nebennieren anregend. Bei Schwächezuständen, Diabetes, Magen- und Darmentzündungen, Darmparasiten.
Äußere Anwendung:
Waschungen und Auflagen bei Wunden, Verbrennungen, Gurgelwasser bei Mundschleimhautentzündungen und Angina, zur Hautpflege bei Akne und

trockenen Ekzemen, Einreibung bei Hautparasiten, Hautpflegeprodukte für trockene, alternde Haut.
Psychisch-seelische Wirkung:
Geraniumöl beruhigt und entspannt bei starken emotionalen Belastungen. Es ist ein ausgezeichnetes Mittel gegen Depressionen! Stellt das innere Gleichgewicht wieder her, vertreibt schlechte Gedanken und unfreundliche Stimmungen und öffnet die Augen für die schönen Seiten des Lebens.
Pflanzenbotschaft:
„Du brauchst nichts zu tun, laß´ dich verwöhnen!"

Ginster

Lateinischer Name: Spartium junceum
Pflanzenfamilie: Hülsenfrüchte
Vorkommen: Europa, Süd- und Nordamerika
Gewinnung: Alkoholextraktion
Pflanzenteile: Blüten
Ätherischer Ölgehalt: 0,2 %
Nötige Pflanzenmenge für 1 kg Essenz: 500 kg frische Blüten
Hauptbestandteile: Cytisin, Spartein, Orientin, Scoparin, Amyrin

Innere Anwendung:
Abführend, menstruationsfördernd, uteruswirksam. Bei Menstruationsbeschwerden.
Äußere Anwendung:
Als Parfümkomponente.
Psychisch-seelische Wirkung:
Ginsteröl wirkt stark stimmungsaufhellend. Durch seine Süße und gleichzeitig ganz leicht herbe Ausstrahlung wirkt es entspannend, aber ohne zu ermüden. Es muntert auf und kräftigt und gibt neue Antriebskraft, es sich gut gehen zu lassen.
Pflanzenbotschaft:
„Das Leben wartet auf dich, greif´ zu!"

Guajakholz

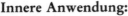

Lateinischer Name: Bulnesia sarmienti
Pflanzenfamilie: Jochblattgewächse
Vorkommen: Süd- und Mittelamerika
Gewinnung: Wasserdampfdestillation
Pflanzenteile: Rinde und Holz
Ätherischer Ölgehalt: 5 %
Nötige Pflanzenmenge für 1 kg Essenz: 20 kg
Hauptbestandteile: Guajol, Bulnesol, Bulnesen, Guajoxid, Patchoulin

Innere Anwendung:
Antiseptisch, balsamisch, blutreinigend, antirheumatisch, harntreibend, schweißtreibend, anregend für Niere und Leber. Bei Harnwegsinfekten, Nierenträgheit, Rheuma, Geschlechtskrankheiten.
Äußere Anwendung:
Einreibungen bei Rheuma. Kompressen und Umschläge bei schlecht heilenden Wunden.
Psychisch-seelische Wirkung:
Guajakholzöl dämpft und besänftigt jähzornige und aufbrausende Menschen. Es wirkt als zusätzliche Schutzschicht für dünnhäutige, ängstliche Menschen.
Pflanzenbotschaft:
„Komm´ her, ich schütze dich!"

Honig

Gesammelt: Von der Apis mellifica
Vorkommen: Auf der ganzen Welt
Gewinnung: Auszug durch Alkohol aus den Waben
Ätherischer Ölgehalt: 2 %
Nötige Menge für 1 kg Essenz: 50 kg
Hauptbestandteile: Heptakosan, Hentriakontan, Pentakosan, Nonakosan

Innere Anwendung:
Beruhigend, harmonisierend, balsamisch. Bei Nervosität, Schlafstörungen, Unterkühlung, Allergien.
Äußere Anwendung:
Auflagen bei schlecht heilenden Wunden und irritierter Haut, balsamisches Entspannungsbad, hautpflegende, beruhigende Kosmetikprodukte.
Psychisch-seelische Wirkung:
Honigöl schenkt emotionale Geborgenheit, macht mild und empfänglich. Es beschwichtigt Wutausbrüche, mildert seelische Schmerzen und stärkt das Verbundenheitsgefühl mit der gesamten Existenz. Es ist Seelenbalsam schlechthin.
Pflanzenbotschaft:
„Zeig´ mir deine Wunden, ich heil´ sie dir!"

Hopfen

Lateinischer Name: Humulus lupulus
Pflanzenfamilie: Maulbeergewächse
Vorkommen: Mittel- und Osteuropa
Gewinnung: Wasserdampfdestillation
Pflanzenteile: Blütendolden
Ätherischer Ölgehalt: 1 %
Nötige Pflanzenmenge für 1 kg Essenz: 100 kg frische Blütendolden

Innere Anwendung:
Schlaffördernd, magen- und nervenberuhigend, leicht betäubend, verdauungsfördernd. Bei Verdauungsbeschwerden, sexueller Übererregbarkeit, Schlaflosigkeit, Nervosität, Kopfschmerzen.
Äußere Anwendung:
Auflagen bei eiternden, schwer heilenden Wunden, Inhalation bei Migräne, Massageöl bei Menstruationsbeschwerden.
Psychisch-seelische Wirkung:
Hopfenöl hilft beim Loslassen von schlimmen schmerzhaften Erfahrungen.

Es hat eine leicht betäubende Wirkung, die es ermöglicht, den Schmerz „zu vergessen" und aus der Distanz alles einmal mit anderen Augen anzuschauen. Gut für Menschen, die sich an ihre Wunden und Verletzungen klammern und diese immer wieder aufkratzen. Für Menschen, die sich Fehler nicht verzeihen können.
Pflanzenbotschaft:
„Hör' auf, dich zu bestrafen, du kannst dir alles verzeihen!"

Hyazinthe

Lateinischer Name: Hyacinthus orientalis
Pflanzenfamilie: Liliengewächse
Vorkommen: Mitteleuropa
Gewinnung: Auszug durch Alkohol
Pflanzenteile: Blüte
Ätherischer Ölgehalt: 0,02 %
Nötige Pflanzenmenge für 1 kg Essenz: 5000 kg frische Blüten
Hauptbestandteile: Benzylbendat, Benzylalkohol, Zimtalkohol

Innere Anwendung:
Aphrodisisch, entspannend, beruhigend, narkotisierend. Bei Nervosität, Abgespanntsein, Überaktivität, Frigidität.
Äußere Anwendung:
Zugabe zu aphrodisischen Körper- und Badeölen. Verdunstung bei Depressionen.
Psychisch-seelische Wirkung:
Der schwere, süße Duft des Hyazinthenöles stimmt sinnlich, macht weich und empfänglich für alle erdenklichen Sinneseindrücke. Es entführt in ein Märchen aus 1001 Nacht, in üppige Paläste mit köstlichen Speisen und Getränken, mit prächtig gekleideten, schönen Menschen. Für alle Menschen, die sich zu wenig gönnen, die seelisch verkümmern und immer zu kurz kommen. Eine Einladung zum Sinnengenuß, zu Fülle und Reichtum.
Pflanzenbotschaft:
Gib' dich hin, laß' dich verführen!"

Immortelle

Lateinischer Name: Helichrysum angustifolium
Pflanzenfamilie: Korbblütler
Vorkommen: Mittel- und Südeuropa
Gewinnung: Auszug mit Alkohol
Pflanzenteile: Kraut und Blüte
Ätherischer Ölgehalt: 0,1 %
Nötige Pflanzenmenge für 1 kg Essenz: 1000 kg
Hauptbestandteile: Nerol, Pinen, Amyrin, Uvaol

Innere Anwendung:
Blutreinigend, Drüsen anregend, Giftstoffe ausscheidend, Lymphfluß anregend, entzündungshemmend, verdauungsfördernd, schleimlösend, menstruationsfördernd, krampflösend. Bei Magen- und Darmentzündung, Leberschwäche, Diabetes, Menstruationsbeschwerden, Erkältung, Bronchitis, Husten.
Äußere Anwendung:
Behandlung von verschiedenen Hauterkrankungen durch Auflagen und Waschungen, Massageöl zur Lymphdrainage.
Psychisch-seelische Wirkung:
Immortellenöl ist bestens geeignet für Menschen, die in den Wolken schweben und zu wenig Kontakt zur Erde, zu ihren Wurzeln, haben. Es führt nach innen und erleichtert die „Arbeit" an Problemen und neuen Situationen. Es wärmt und schenkt innere Ruhe und Harmonie
Pflanzenbotschaft:
„Ich geb' dir Kraft und wärme dich, dich deiner inneren Realität zu stellen!"

Ingwer

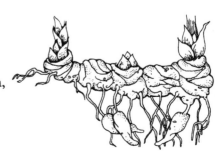

Lateinischer Name: Zingiber officinale
Pflanzenfamilie: Ingwergewächse
Vorkommen: Westindien, Mittelamerika, Indien, Ceylon, China
Gewinnung: Wasserdampfdestillation
Pflanzenteile: Wurzel

Ätherischer Ölgehalt: 2 %
Nötige Pflanzenmenge für 1 kg Essenz: 50 kg
Hauptbestandteile: Zingiberen, Zingiberol, Cineol, Borneol, Citral, Phellandren, Camphen

Innere Anwendung:
Antiseptisch, durchwärmend, verdauungsfördernd, wurmtreibend, blutdrucksteigernd, fiebersenkend. Bei Erkältungen, Rheuma, Kopfschmerzen, Verspannungen, Koliken, Blähungen, Gastritis, Appetitlosigkeit, Impotenz.
Äußere Anwendung:
Verdampfung zur Vorbeugung ansteckender Krankheiten, Gurgeln bei Angina, Einreibung bei Rheuma und schlechter Durchblutung.
Psychisch-seelische Wirkung:
Ingweröl löst ganz massiv und direkt Erstarrungen und Verhärtungen auf. Es hilft unserer Energie, die bestehenden Blockaden zu überwinden und wieder frei zu fließen. Für alle Menschen, die allzu hart mit sich selbst und anderen umgehen, die zu diszipliniert leben. Es mobilisiert ganz stark die Willens- und Entscheidungskräfte.
Pflanzenbotschaft:
„Ich mach´ dir Feuer unter dem Hintern!"

Iris

Lateinischer Name: Iris florentina
Pflanzenfamilie: Schwertliliengewächse
Vorkommen: Südeuropa, UdSSR, Nordamerika, Indien
Gewinnung: Wasserdampfdestillation
Pflanzenteile: Wurzel
Ätherischer Ölgehalt: 0,1 %
Nötige Pflanzenmenge für 1 kg Essenz: 1000 kg getrocknete Wurzeln.
Hauptbestandteile: Myristinsäure, Iron, Furfurol, Benzaldehyd, Naphtalin, Terpene

Innere Anwendung:
Antiseptisch, hustenlindernd, harntreibend, auswurffördernd, abführend, blutreinigend. Bei Bronchialkatarrh, Husten.
Äußere Anwendung:
Hautpflegend und reinigend in Kosmetikprodukten, edler Parfümgrundstoff.
Psychisch-seelische Wirkung:
Irisöl wirkt wärmend, einhüllend und harmonisierend auf die Seele, bietet Zuflucht und Geborgenheit für Menschen mit ganz dünner Haut und zarten Nerven. Eine feine schützende Hülle hält die störenden äußeren Einflüsse fern und schafft einen inneren Raum für Träume und Phantasiereisen.
Pflanzenbotschaft:
„Komm´ herein ins Traumland deiner Phantasie!"

Jasmin

Lateinischer Name: Jasminum officinale
Pflanzenfamilie: Jasmingewächse
Vorkommen: Indien, Mittelmeerländer, Frankreich
Gewinnung: Extraktion mit Alkohol
Pflanzenteile: Blüten
Ätherischer Ölgehalt: 0,1 %
Nötige Pflanzenmenge für 1 kg Essenz: 1000 kg frische Blüten
Hauptbestandteile: Benzylacetat, Linalylacetat, Linalool, Benzylalkohol, Indol, Jasmon

Innere Anwendung:
Krampflösend, milchbildend, menstruationsfördernd, geburtsfördernd, antiseptisch, schmerzstillend, aphrodisisch. Bei Erkrankungen der Gebärmutter, Schlaflosigkeit, Heiserkeit, Impotenz.
Äußere Anwendung:
Massageöl bei der Geburtsvorbereitung. Aphrodisisches Körper- und Badeöl. Einreibung bei allen erdenklichen Hauterkrankungen, schmerzlindernde Kompresse, Parfümbestandteil, Verdunstung bei Depressionen.

Psychisch-seelische Wirkung:
Jasminöl ist der Schlüssel zum Paradies. Und das Paradies ist hier und jetzt. Es hat die süße Schwere des Vergessens und Auflösens, die Hingabe an das, was ist, ohne irgendwelche Bedingungen. Der Duft zaubert eine nie endende Fülle, aus der heraus geben und nehmen eins ist. Es ist soviel da, daß Teilen große Freude macht. Jasminöl ist Sinnlichkeit schlechthin.
Pflanzenbotschaft:
„Laß´ dich fallen, gib dich hin!"

Kalmus

Lateinischer Name: Acorus calamus
Pflanzenfamilie: Aronstabgewächse
Vorkommen: Asien, Nordamerika, Ceylon, Java
Gewinnung: Wasserdampfdestillation
Pflanzenteile: Wurzel
Ätherischer Ölgehalt: 2 %
Nötige Pflanzenmenge für 1 kg Essenz: 50 kg getrocknete Wurzeln
Hauptbestandteile: Pinen, Camphen, Campher, Eugenol, Asaron, Asarylaldehyd.

Innere Anwendung:
Magenstärkend, krampflösend, stimulierend, kräftigend, durchwärmend, antiseptisch, appetitanregend, stoffwechselfördernd. Bei Schleimhautentzündungen, Magen- und Darmerkrankungen.
Äußere Anwendung:
Gurgeln bei Zahnfleischentzündungen, Rheumabäder.
Psychisch-seelische Wirkung:
Kalmusöl hat eine stärkende und aufbauende Wirkung. Bei psychischen Schwächezuständen, Überforderung und Überdruß mobilisiert es neue Kräfte und steigert den Mut, wieder neue Erfahrungen zuzulassen, auch auf die Gefahr hin, daß sie auch neue Verletzungen mit sich bringen. Ein Öl für den „Wiederaufbau" nach seelischen Krisen.
Pflanzenbotschaft:
„Steh´ wieder auf und versuch´ es nochmal!"

Kamille

Lateinischer Name: Matricaria Chamomilla
Pflanzenfamilie: Korbblütler
Vorkommen: Mitteleuropa, Ägypten, Indien, Südamerika
Gewinnung: Wasserdampfdestillation
Pflanzenteile: Blüten
Ätherischer Ölgehalt: 0,5 %
Nötige Pflanzenmenge für 1 kg Essenz: 200 kg frische Blüten
Hauptbestandteile: Bisabolol, Chamazulen, Farnesen, Cadinen, Myrcen, Matricarianol, Cumarin, Flavon, Cholin

Innere Anwendung:
Entzündungshemmend, schmerzstillend, krampflösend, beruhigend, schweißtreibend, stärkend, fiebersenkend, wundheilend, verdauungsfördernd, Gallenfluß fördernd, wurmtreibend, menstruationsfördernd. Bei Migräne, Magen- und Darmentzündung, Leber- und Gallenbeschwerden, Schlaflosigkeit, Husten und Heiserkeit, Menstruationsbeschwerden, Gebärmuttererkrankungen, Blutarmut, Leber- und Milzschwellungen, Kopfschmerzen.

Äußere Anwendung:
Waschungen und Kompressen bei Hauterkrankungen und Allergien, Behandlung von Akne und entzündeter Haut, Dampfbäder bei Schnupfen und Nebenhöhlenentzündungen, Gurgelmittel bei Heiserkeit, Scheidenspülungen.

Psychisch-seelische Wirkung:
Kamillenöl hilft Unzufriedenheit, Schmerz und Ärger loszuwerden. Wer oft reizbar, nervös und streitsüchtig ist, erfährt durch die Kamille Besänftigung und Milderung. Harmonie und Toleranz können wieder aufleben. Es vermittelt das Gefühl von Geborgenheit und mütterlicher Zuwendung und ermöglicht die gründliche Verdauung unserer Erfahrungen.

Pflanzenbotschaft:
„Worunter du auch leidest und wer du auch seist, ich tröste dich!"

Kamille römisch

Lateinischer Name: Anthemis nobilis
Pflanzenfamilie: Korbblütler
Vorkommen: Mittel- und Südeuropa, Balkanländer
Gewinnung: Wasserdampfdestillation
Pflanzenteile: Blüten
Ätherischer Ölgehalt: 1 %
Nötige Pflanzenmenge für 1 kg Essenz: 100 kg frische Blüten
Hauptbestandteile: Guajanolide, Angelicasäure, Tiolinsäure, Anthemen, Anthemol, Cuminaldehyd.
Innere Anwendung:
Krampflösend, antiseptisch, schmerzlindernd. Bei Magenkrämpfen, Keuchhusten, Verspannungen.
Äußere Anwendung:
Entspannende Bäder bei Menstruationsbeschwerden, Massageöl bei allen Arten von Verspannungen, Kompressen bei Koliken, Ohrenschmerzen, Halsentzündungen. Mund- und Wundspülungen.
Psychisch-seelische Wirkung:
Römisches Kamillenöl wirkt mild und zart bei allen seelischen Verkrampfungen. Wenn die Sinne wund und überreizt sind, hilft es, die Wogen zu glätten und die Wunden in aller Ruhe zu verbinden.
Pflanzenbotschaft:
„Mild und zart verbind´ ich deine Wunden!"

Kardamom

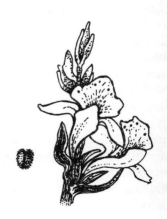

Lateinischer Name: Elettaria cardamomum
Pflanzenfamilie: Ingwergewächse
Vorkommen: Indien, Ceylon, Java
Gewinnung: Wasserdampfdestillation
Pflanzenteile: Samen
Ätherischer Ölgehalt: 5 %

Nötige Pflanzenmenge für 1 kg Essenz: 20 kg
Hauptbestandteile: Borneol, Cineol, Campher, Limonen, Sabinen, Terpinen, Eukalyptol

Innere Anwendung:
Verdauungsfördernd, durchwärmend, krampflösend, harntreibend, blutdrucksteigernd, sexuell anregend. Bei Ischias, Husten, Verdauungsbeschwerden, Sodbrennen, Diarrhöe, Unterkühlungen.
Äußere Anwendung:
Tonisierender, kräftigender Badezusatz.
Psychisch-seelische Wirkung:
Kardamomöl muntert auf, belebt und durchwärmt die Seele. Es gibt einen starken Impuls, den Lebenssituationen wieder mit Zuversicht entgegenzugehen und sich nicht mehr aus Angst vorm Versagen in einer dunklen Ecke zu verkriechen.
Pflanzenbotschaft:
„Das Leben macht Spaß, komm´, spiel mit mir!"

Karottensamen

Lateinischer Name: Daucus carota
Pflanzenfamilie: Doldenblütler
Vorkommen: Europa, USA, Zentralasien
Gewinnung: Wasserdampfdestillation
Pflanzenteile: Samen
Ätherischer Ölgehalt: 1 %
Nötige Pflanzenmenge für 1 kg Essenz: 100 kg
Hauptbestandteile: Asaron, Carotol, Geranylacetat

Innere Anwendung:
Wurmtreibend, krampflösend, blutbildend, milchbildend, Lymphfluß anregend. Bei Leber- und Gallenbeschwerden, Hepatitis, Cholitis.
Äußere Anwendung:
In Hautpflegemitteln mit nährender, straffender und verjüngender Wir-

kung. Im Sonnenöl wirkt es bräunungsfördernd. Kompressen bei Hauterkrankungen. Massageöl zur Lymphdrainage.
Psychisch-seelische Wirkung:
Karottenöl schenkt Unvoreingenommenheit. Vorurteile können leichter über den Haufen geworfen werden, denn ohne das Gedankenkorsett fühlt sich das Leben doch viel leichter und frischer an.
Pflanzenbotschaft:
„Schneid' die alten Zöpfe ab!"

Kampfer

Lateinischer Name: Camphora officinarum
Pflanzenfamilie: Lorbeergewächse
Vorkommen: Ostasien, Mittelamerika
Gewinnung: Wasserdampfdestillation
Pflanzenteile: Holz
Ätherischer Ölgehalt: 5 %
Nötige Pflanzenmenge für 1 kg Essenz: 20 kg frisches Holz
Hauptbestandteile: Safrol, Campher, Pinen, Phellandren, Azulen, Bisabolen, Borneol, Eugenol, Citronellol, Fenchen, Pinen, Cineol, Linalool

Innere Anwendung:
Schmerzlindernd, antiseptisch, durchblutungsfördernd, kreislaufanregend, nervenstärkend, herzstärkend, krampflösend, blutdrucksteigernd, schweißtreibend, harntreibend. Bei Schwächezuständen, Erkältungskrankheiten, Fieber, Rheuma, Herzschwäche, Magen- und Darmbeschwerden, Pilzinfektionen.
Äußere Anwendung:
Bestandteil von Erkältungsbalsamen, Einreibungen bei rheumatischen Schmerzen, Bestandteil von Erkältungsbädern, Inhalation bei grippalen Infekten.
Psychisch-seelische Wirkung:
Kampferöl wirkt sehr stark als Antidepressivum und Antihystericum. Es regt die klare Wahrnehmung und Konzentration an. Ein gut geeignetes Öl

für Menschen, die zwischen zwei Stühlen sitzen und sich nicht entscheiden können. Die innere Klarheit wird unterstützt und kann leichter in Taten umgesetzt werden.
Pflanzenbotschaft:
„Mach´ die Augen auf und erkenne!"

Kiefer

Lateinischer Name: Pinus silvestris
Pflanzenfamilie: Kieferngewächs
Vorkommen: Mittel- und Nordeuropa, UdSSR, Nordamerika
Gewinnung: Wasserdampfdestillation
Pflanzenteile: Nadeln
Ätherischer Ölgehalt: 0,2 %
Nötige Pflanzenmenge für 1 kg Essenz: 500 kg frische Nadeln
Hauptbestandteile: Cadinen, Phellandren, Pinen, Caren, Cymol, Campher

Innere Anwendung:
Antiseptisch, auswurffördernd, antirheumatisch, durchblutungsfördernd, hustenlindernd, stimulierend. Bei Lungenentzündungen, Erkältungen, Husten, Bronchialkatarrh, Asthma, Rheuma, Harnwegsinfektionen.
Äußere Anwendung:
Kompressen oder Waschungen bei Hautausschlägen und Flechten, Zusatz zu Rheumabädern, Inhalation bei Erkältungen.
Psychisch - seelische Wirkung:
Kiefernöl schenkt Ruhe, Frieden und Entspannung. Für rastlose, betriebsame, überreizte Menschen, die sich zu wenig Ruhe und Muße gönnen, ist es eine tiefe Erholung und Stärkung. Es ermöglicht, daß man sich wieder ruhig und zuversichtlich dem Leben stellen kann.
Pflanzenbotschaft:
„Ruh´ dich aus und stärke dich!"

Knoblauch

Lateinischer Name: Allium sativum
Pflanzenfamilie: Liliengewächse
Vorkommen: Asien, Mittel- und Südeuropa, Nordafrika
Gewinnung: Wasserdampfdestillation
Pflanzenteile: Knollen
Ätherischer Ölgehalt: 0,3 %
Nötige Pflanzenmenge für 1 kg Essenz: 300 kg
Hauptbestandteile: Diallyldisulfid, Alliin, Allylpropyldisulfid

Innere Anwendung:
Antiseptisch, blutdrucksenkend, auswurffördernd, stärkend, kreislaufanregend, pulsverlangsamend, krampflösend, harnsäurelösend, blutverdünnend, harntreibend, appetitanregend, magenstärkend, blähungswidrig, wurmtreibend, fiebersenkend. Bei Schwächezuständen, Infektionskrankheiten, Lungenerkrankungen, Asthma, Keuchhusten, Verdauungsschwäche, Bluthochdruck, Herzschwäche, Rheuma, Gicht, Harnsteinen.
Äußere Anwendung:
Pur auf Hühneraugen, Warzen und Insektenstiche.
Psychisch-seelische Wirkung:
Knoblauchöl wirkt kräftig anregend auf emotionale Prozesse. Es ist dort angezeigt, wo sonst nichts mehr hilft, um den Lebensfluß wieder in Gang zu bringen. Nichts für zarte Naturen.
Pflanzenbotschaft:
„Halt dich fest, da kommt ein Sturm!"

Koriander

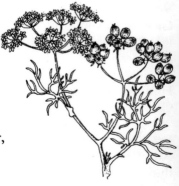

Lateinischer Name: Coriandrum sativum
Pflanzenfamilie: Doldenblütler
Vorkommen: Mittelmeer- und Balkanländer, UdSSR, China, Ägypten
Gewinnung: Wasserdampfdestillation

Pflanzenteile: Samen
Ätherischer Ölgehalt: 1 %
Nötige Pflanzenmenge für 1 kg Essenz: 100 kg
Hauptbestandteile: Linalool, Geraniol, Borneol, Pinen, Terpinen, Cymol

Innere Anwendung:
Anregend, magenstärkend, durchwärmend, verdauungsfördernd, Gedächtnis fördernd, krampflösend, antibakteriell, pilztötend. Bei Magen- und Darmbeschwerden, Blähungen, Rheuma, Gicht, Appetitlosigkeit, Erschöpfungszuständen, Arteriosklerose, Schmerzzuständen.
Äußere Anwendung:
Einreibungen und Bäder bei rheumatischen Erkrankungen, Kompressen und Waschungen bei Geschwüren.
Psychisch-seelische Wirkung:
Korianderöl hilft uns, verdrängte und unbewältigte Probleme wieder anzugehen. Dadurch steht uns die dort ehemals gebundene Energie zur Verfügung, um Lösungen zu finden und einen Schritt weiterzukommen.
Pflanzenbotschaft:
„Schau hin und konfrontier´ dich, nur so kannst du wachsen."

Krauseminze

Lateinischer Name: Mentha spicata
Pflanzenfamilie: Lippenblütler
Vorkommen: Mittelmeerländer, USA
Gewinnung: Wasserdampfdestillation
Pflanzenteile: Blätter
Ätherischer Ölgehalt: 3 %
Nötige Pflanzenmenge für 1 kg Essenz: 30 kg frische Blätter
Hauptbestandteile: Pinen, Limonen, Caryophyllen, Octanol, Cymol, Carvon, Cineol, Menthofuran, Jasmon

Innere Anwendung:
Auswurffördernd, antiseptisch, krampflösend, verdauungsfördernd, Gallefluß fördernd, schmerzstillend, durchblutungsfördernd. Bei Erkältungs-

krankheiten, Atemwegsinfekten, Magen- und Darmerkrankungen, Leber- und Gallebeschwerden, Schleimhautentzündungen.
Äußere Anwendung:
In Brustbalsamen. Einreibungen bei Rheuma, in Zahnpasten, zur Kaugummiherstellung.
Psychisch-seelische Wirkung:
Krauseminzöl hat eine ähnliche Wirkung wie das Pfefferminzöl, nur um einiges milder. Es fördert die klare Sicht der Dinge, so daß die Nebel aus Gedanken sich verflüchtigen und ein klarer und freier Blick möglich wird. Krauseminzöl bewirkt eine klare Sicht, die aber auch Herzenswärme beinhaltet.
Pflanzenbotschaft:
„Schau´ dir das Leben an, und sag´ ja dazu!"

Kümmel

Lateinischer Name: Carum carvi
Pflanzenfamilie: Doldenblütler
Vorkommen: Europa, Asien, Nordafrika, Nordamerika
Gewinnung: Wasserdampfdestillation
Pflanzenteile: Samen
Ätherischer Ölgehalt: 5 %
Nötige Pflanzenmenge für 1 kg Essenz: 20 kg
Hauptbestandteile: Carvon, Limonen, Careol, Dihydropinol

Innere Anwendung:
Appetitanregend, magenstärkend, menstruationsfördernd, verdauungsfördernd, milchbildend, wurmtreibend, anregend, krampflösend, harntreibend. Bei Appetitlosigkeit, Verdauungsstörungen, Magenkrämpfen, Rheuma, Herzflattern, Darmparasiten.
Äußere Anwendung:
In Zahnpasten. Einreibung bei Hautparasiten.

Psychisch-seelische Wirkung:
Kümmelöl hilft der Seele beim Verdauen von unbewältigten Gefühlen. Wenn die Seele zu viele unverträgliche Eindrücke aufnehmen mußte, unterstützt es Schritt für Schritt ihre Verarbeitung und Bewältigung.
Pflanzenbotschaft:
„Du hast viel erlebt, ich helf' dir beim Verstehen!"

Latschenkiefer

Lateinischer Name: Pinus Montana
Pflanzenfamilie: Kieferngewächse
Vorkommen: Alpenländer, Pyrenäen
Gewinnung: Wasserdampfdestillation
Pflanzenteile: Nadeln
Ätherischer Ölgehalt: 0,5
Nötige Pflanzenmenge für 1 kg Essenz: 200 kg frische Nadeln
Hauptbestandteile: Pinen, Camphen, Myrcen, Limonen, Cymol, Phellandren, Caren, Sylvestren

Innere Anwendung:
Antiseptisch, auswurffördernd, schleimlösend, durchblutungsfördernd, abwehrstärkend. Bei Erkältungen, Bronchialkatarrh, Atemwegsinfekten, Rheuma.
Äußere Anwendung:
Verdampfung bei Erkältungskrankheiten, als Einreibemittel bei rheumatischen Erkrankungen und Durchblutungsstörungen, in Erkältungsbädern.
Psychisch-seelische Wirkung:
Latschenkiefernöl läßt uns tief durchatmen. Es entspannt und kräftigt die Nerven, die im täglichen Getriebe oft überstrapaziert werden. Der Duft vermittelt die Wirkung eines ausgedehnten Waldspazierganges im Hochgebirge.
Pflanzenbotschaft:
„Ich geb' dir Kraft und Zuversicht!"

Lavandin

Lateinischer Name: Nicht klassifiziert; Kreuzung zwischen Lavandula latifolia und Lavandula fragans
Pflanzenfamilie: Lippenblütler
Vorkommen: Südeuropa
Gewinnung: Wasserdampfdestillation
Pflanzenteile: Kraut
Ätherischer Ölgehalt: 1 %
Nötige Pflanzenmenge für 1 kg Essenz: 100 kg
Hauptbestandteile: Linalylacetat, Bornylacetat, Terpineol, Linalool, Borneol, Cumarin, Furfurol, Nerol, Pinen, Cineol

Anwendungen: Die Wirkungsweisen sind wie beim Lavendel.

Lavendel

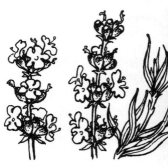

Lateinischer Name: Lavandula officinalis
Pflanzenfamilie: Lippenblütler
Vorkommen: Mittel- und Südeuropa
Gewinnung: Wasserdampfdestillation
Pflanzenteile: Kraut
Ätherischer Ölgehalt: 1 %
Nötige Pflanzenmenge für 1 kg Essenz: 100 kg
Hauptbestandteile: Linalylacetat, Furfurol, Ocimen, Pinen, Cineol, Borneol, Linalool, Geraniol, Nerol, Cumarin

Innere Anwendung:
Antiseptisch, krampflösend, schmerzstillend, Galllefluß fördernd, entgiftend, harntreibend, schweißtreibend, blutdrucksenkend, herzstärkend, verdauungsfördernd, magensaftanregend, wurmtreibend, menstruationsfördernd. Bei Nervosität, Schlaflosigkeit, Schwindelgefühl, Erkältung, Melancholie, Atemwegserkrankungen, Harnverhalten, Rheuma, Magen- und Darmschwäche, Migräne, Typhus, Blasenentzündung, Darmparasiten, Bluthochdruck.

Äußere Anwendung:
Pur auf Verbrennungen und Insektenstiche. Waschungen und Auflagen bei schlecht heilenden Wunden und Akne, Inhalation bei Erkältungskrankheiten, Verdampfung bei nervösen Beschwerden, Massageöl bei Verspannungen und Krämpfen, Scheidenspülungen.
Psychisch-seelische Wirkung:
Lavendelöl läßt eine Atmosphäre von Reinheit, Frische und Ordnung entstehen. Es vertreibt schlechte Gedanken und böse Geister. Depressionen lichten sich, und der Seelenhaushalt kommt wieder ins Gleichgewicht. Es ist das Gefühl, als wäre die Seele durch einen gründlichen Frühjahrsputz gegangen.
Pflanzenbotschaft:
„Ich wasch´ dich rein!"

Lemongras

Lateinischer Name: Cymbopogon citratus
Pflanzenfamilie: Süßgräser
Vorkommen: Indien, China, Südamerika, Afrika
Gewinnung: Wasserdampfdestillation
Pflanzenteile: Gras
Ätherischer Ölgehalt: 3 %
Nötige Pflanzenmenge für 1 kg Essenz: 30 kg frisches Gras
Hauptbestandteile: Citral, Dipenten, Farnesol, Geraniol, Linalool, Limonen, Nerol, Citronnellal

Innere Anwendung:
Blutreinigend, nervenberuhigend, antiseptisch, verdauungsfördernd, Lymphfluß anregend, fiebersenkend, antirheumatisch, milchbildend. Bei Bindegewebsschwäche, Nervosität, Stirnhöhlenkatarrh, Schnupfen, Verdauungsbeschwerden, Blähungen, Blasen- und Nierenbeschwerden, gestauter Lymphe.
Äußere Anwendung:
Als Verdunstung insektenabwehrend. Waschungen bei fetter, großporiger Haut, Erfrischungsbäder, Massageöl für schwaches Bindegewebe.

Psychisch-seelische Wirkung:
Lemongrasöl erzeugt eine optimistische Stimmung. Es bringt in festgefahrene, ermüdende Situationen Klarheit und Frische hinein, wie ein Sonnenstrahl, der unvermittelt in die Seele fällt. Kaum jemand kann sich dieser mitreißenden, frischen und sonnigen Ausstrahlung entziehen. Es ist wie ein wolkenloser, strahlendblauer Sommermorgen.
Pflanzenbotschaft:
„Alles ist frisch und neu!"

Liebstöckel

Lateinischer Name: Levisticum
Pflanzenfamilie: Doldengewächse
Vorkommen: Mitteleuropa, UdSSR, Nordamerika
Gewinnung: Wasserdampfdestillation
Pflanzenteile: Kraut
Ätherischer Ölgehalt: 1 %
Nötige Pflanzenmenge für 1 kg Essenz: 100 kg frisches Kraut
Hauptbestandteile: Ligustilid, Terpineol, Carvacrol, Bergapten, Terpen, Isovaleriansäure

Innere Anwendung: Verdauungsfördernd, auswurffördernd, wassertreibend, blutreinigend, blähungstreibend, appetitanregend. Bei Verdauungsschwäche, Blasen- und Nierenleiden, Rheuma, Gicht, Menstruationsbeschwerden.
Äußere Anwendung:
Für Rheumabäder.
Psychisch-seelische Wirkung:
Liebstöckelöl hat eine stark nervenberuhigende Wirkung. Dadurch verlieren Probleme ihre Größe und Schwere und können leichter bewältigt und verarbeitet werden. Es ist hervorragend für Menschen, die sich im Netz ihrer Probleme verfangen haben, kräftig strampeln und sich doch nur immer mehr verheddern.
Pflanzenbotschaft:
„Mach langsam, eins nach dem andern!"

Limette

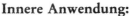

Lateinischer Name: Citrus aurantifolia swingle
Pflanzenfamilie: Rautengewächse
Vorkommen: Südeuropa, Indien
Gewinnung: Kaltpressung
Pflanzenteile: Schalen
Ätherischer Ölgehalt: 1 %
Nötige Pflanzenmenge für 1 kg Essenz: 100 kg frische Schalen
Hauptbestandteile: Linolen, Linalylacetat, Linalool, Citral, Limettin, Limonen, Terpineol, Pinen, Camphen

Innere Anwendung:
Antiseptisch, magenstärkend, blähungswidrig, verdauungsfördernd, blutreinigend, blutstillend, blutdrucksenkend, fiebersenkend, entschlackend. Bei Arthritis, Rheuma, Blutarmut, Appetitlosigkeit, Infektionskrankheiten, Leber- und Gallenbeschwerden.

Äußere Anwendung:
Blutstillend auf Wunden, pur auf Warzen aufzutragen, zum Gurgeln bei Mund- und Halsentzündungen, Verdampfung zur Luftreinigung und Desinfizierung, zur Pflege fetter, unreiner Haut.

Psychisch - seelische Wirkung:
Limettenöl ist das spritzigste und frischeste aller Zitrusöle. Seine Wirkung ist deshalb besonders erfrischend und aufmunternd. In ganz trüben Momenten wirkt es wie eine Nadel, die in einen bestimmten rückwärtigen Körperteil sticht und uns in Sekundenschnelle zum Lachen bringt.

Pflanzenbotschaft:
„Mach den Rolladen hoch, draußen tanzen die Sonnenstrahlen!"

Lorbeer

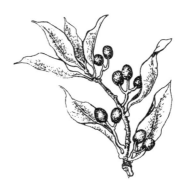

Lateinischer Name: Laurus nobilis
Pflanzenfamilie: Lorbeergewächs
Vorkommen: Mittelmeerländer, UdSSR, Mittel- und Südamerika

Gewinnung: Wasserdampfdestillation
Pflanzenteile: Blätter
Ätherischer Ölgehalt: 2 %
Nötige Pflanzenmenge für 1 kg Essenz: 50 kg getrocknete Blätter
Hauptbestandteile: Cineol, Pinen, Phellandren, Sesquiterpen, Eugenol, Terpineol, Geraniol, Linalool

Innere Anwendung:
Desinfizierend, durchwärmend, verdauungsfördernd, magenstärkend, krampflösend, durchblutungsfördernd. Bei Atemwegsinfektionen, Magen- und Darmbeschwerden, Koliken, Rheuma, Gicht.
Äußere Anwendung:
Waschungen oder Auflagen bei Hautausschlägen. Massageöl bei Verrenkungen, Verstauchungen und Zerrungen.
Psychisch-seelische Wirkung:
Lorbeeröl verbreitet eine klärende, belebende, feierliche, würdevolle Atmosphäre. Es weitet enge, ängstliche Gedanken und macht empfänglich für die Schönheit und Einzigartigkeit dieser Schöpfung. Gut geeignet für Menschen mit starken Minderwertigkeitsgefühlen.
Pflanzenbotschaft:
„Das Leben ist ein Fest, komm´, mach mit!"

Macis

Lateinischer Name: Myristica fragans
Pflanzenfamilie: Myrtengewächs
Vorkommen: Indien, Südamerika, Java, Sumatra, Borneo
Gewinnung: Wasserdampfdestillation
Pflanzenteile: Samenmantel (Blüten)
Ätherischer Ölgehalt: 10 %
Nötige Pflanzenmenge für 1 kg Essenz: 10 kg
Hauptbestandteile: Pinen, Camphen, Dipenten, Linalool, Borneol, Geraniol, Terpineol, Eugenol

Innere Anwendung:
Appetitanregend, magenstärkend, Gallefluß anregend, durchblutungsfördernd, antiseptisch, Gallensteine auflösend. Bei Darminfektionen, Durchfall, Blähungen, Schwächezuständen.
Äußere Anwendung:
Einreibungen bei rheumatischen Erkrankungen, Verdunstung bei Kreislaufschwäche.
Psychisch-seelische Wirkung:
Macisblütenöl wirkt ganz stark anregend auf die Willenskräfte des Menschen. Bei Entschlußlosigkeit und Apathie hilft es durch seine anfeuernde Wirkung, mit wilder Entschlossenheit den ersten Schritt aus dem Teufelskreis zu tun. Es mobilisiert die Kraft für ein zielgerichtetes Handeln. Vorsicht, bei Überdosierung sind rauschhafte Zustände möglich!
Pflanzenbotschaft:
„Sag, was du brauchst, ich zeig' dir den Weg!"

Magnolie

Lateinischer Name: Annona odorata
Pflanzenfamilie: Anemonengewächse
Vorkommen: Indien, Philippinen, Sansibar, Mittelamerika
Gewinnung: Extraktion mit Alkohol
Pflanzenteile: Blüten
Ätherischer Ölgehalt: 0,5 %
Nötige Pflanzenmenge für 1 kg Essenz: 200 kg
Hauptbestandteile: Linalool, Cardinen, Geraniol, Kresol, Pinen, Eugenol, Safrol, Nerol, Farnesol

Innere Anwendung:
Antiseptisch, blutdrucksenkend, Atemfrequenz senkend, beruhigend. Bei Nervosität und Übererregbarkeit, überhöhtem Blutdruck, Herzbeschwerden.
Äußere Anwendung:
Verdunstung bei Depressionen, in Hautpflegemitteln, Parfümgrundstoff.

Psychisch-seelische Wirkung:
Magnolienöl beschwichtigt Angst, Zorn und Ärger. Alle emotionalen Ausnahmesituationen erfahren eine Milderung, sie werden in eine süße, berauschende Wolke eingehüllt, so daß man nach einigen Momenten gar nicht mehr weiß, worüber man sich eigentlich rasend aufgeregt hat.
Pflanzenbotschaft:
„Das Leben schmeckt so süß, probier´ ein Stück davon!"

Mairose

Lateinischer Name: Rosa
Pflanzenfamilie: Rosengewächse
Vorkommen: Nordafrika, Südeuropa, Indien
Gewinnung: Extraktion durch Alkohol
Pflanzenteile: Blüten
Ätherischer Ölgehalt: 0,2 %
Nötige Pflanzenmenge für 1 kg Essenz: 500 kg frische Blüten
Hauptbestandteile: Citronellol, Rhodinol, Nerol, Linalool, Geraniol, Eugenol, Farnesol

Innere Anwendung:
Antiseptisch, krampflösend, wundheilend, menstruationsfördernd. Bei Herzbeschwerden, Menstruationsbeschwerden, Kopfschmerzen, Nervosität.
Äußere Anwendung:
Kompressen bei schlecht heilenden Wunden. Aphrodisisches Massageöl. Verdunstung bei Depressionen.
Psychisch-seelische Wirkung:
Mairosenöl ist die süßeste Versuchung, die uns das Leben schenkt, an Glück, Fülle, Reichtum und Seligkeit zu glauben. Es hüllt uns ein in einen süßen Rausch von Luxus, Großzügigkeit und Wohlleben, öffnet uns zärtlichen, sinnlichen Berührungen und den Märchen aus 1001 Nacht.
Pflanzenbotschaft:
„Lieb´ mich, ich schenk´ dir alles!"

Majoran

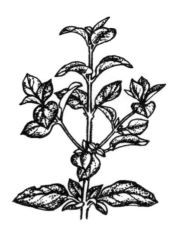

Lateinischer Name: Origanum majorana
Pflanzenfamilie: Lippenblütler
Vorkommen: Mittel- und Südeuropa, Nordafrika, Indien
Gewinnung: Wasserdampfdestillation
Pflanzenteile: Kraut
Ätherischer Ölgehalt: 1 %
Nötige Pflanzenmenge für 1 kg Essenz: 100 kg frisches Kraut
Hauptbestandteile: Terpinen, Pinen, Sabinen, Origanol, Geraniol, Eugenol, Linalool

Innere Anwendung:
Durchwärmend, entspannend, beruhigend, krampflösend, schmerzstillend, keimtötend, abführend, wundheilend, sexuell dämpfend, appetitanregend, antirheumatisch, schweißtreibend, Gallefluß anregend. Bei Verdauungsbeschwerden, nervösen Spannungen, Migräne, Infektionskrankheiten, Arthritis, Schlaflosigkeit, Nervosität, Bluthochdruck, Angstzuständen.
Äußere Anwendung:
Waschungen und Kompressen bei schlecht heilenden Wunden, in Entspannungsbädern, Inhalation bei Stockschnupfen und Stirnhöhlenkatarrh, Einreibung bei Magenkrämpfen und rheumatischen Beschwerden.
Psychisch-seelische Wirkung:
Majoranöl hat eine sehr starke Wirkung in emotionalen Ausnahmesituationen wie Trauer, Leid, Angst, Verzweiflung. Es löst diese krampfartigen Zustände und stabilisiert das verlorengegangene Gleichgewicht wieder, schenkt Mut und Zuversicht zurück.
Pflanzenbotschaft:
„Es ist dunkel, geh´ weiter, dann siehst du das Licht!"

Mandarine

Lateinischer Name: Citrus madurensis
Pflanzenfamilie: Rautengewächse
Vorkommen: Südeuropa, Südamerika, Japan
Gewinnung: Kaltpressung
Pflanzenteile: Schale
Ätherischer Ölgehalt: 2 %
Nötige Pflanzenmenge für 1 kg Essenz: 50 kg frische Schalen
Hauptbestandteile: Limonen, Dipenten, Aldehyde, Terpineol

Innere Anwendung:
Stimmungsaufhellend, erfrischend, blutreinigend, antidepressiv, anregend für Magen, Darm und Galle. Bei Erschöpfungszuständen, Nervosität, Verspannungen.
Äußere Anwendung:
Entspannendes Bad oder Massageöl, Verdunstung bei Depressionen.
Psychisch-seelische Wirkung:
Mandarinenöl ist das unschuldigste und kindlichste Öl. Seiner frischen, unschuldigen Heiterkeit kann niemand widerstehen. Es ist nicht verwunderlich, daß gerade Kinder dieses Öl über alles lieben. Es erfrischt, läßt Ängste, Traurigkeit, Verspannungen im Nu verfliegen, ja, wir können sogar wieder lachen über diese „todernsten" Dinge.
Pflanzenbotschaft:
„Das Leben ist ein Spiel, komm´, lach´ mit mir!"

Melisse indikum (Citronellaöl über Melissenblättern destilliert)

Lateinischer Name: Cymbopogon nardus
Pflanzenfamilie: Süßgräser
Vorkommen: Ceylon, Java, Sumatra, Südamerika, China.
Gewinnung: Wasserdampfdestillation

Pflanzenteile: Blätter
Ätherischer Ölgehalt: 1 %
Nötige Pflanzenmenge für 1 kg Essenz: 100 kg
Hauptbestandteile: Geraniol, Citronellal, Eugenol, Citral, Dipenten, Cadinen, Limonen, Citronellol.
Innere Anwendung: Die Anwendung wie Citronella.

Melisse

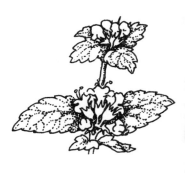

Lateinischer Name: Melissa officinalis
Pflanzenfamilie: Lippenblütler
Vorkommen: Mitteleuropa, Nordamerika, Vorderasien.
Gewinnung: Wasserdampfdestillation
Pflanzenteile: Kraut
Ätherischer Ölgehalt: 0,015 %
Nötige Pflanzenmenge für 1 kg Essenz: 7000 kg frisches Kraut
Hauptbestandteile: Citral, Citronellal, Linalool, Geraniol, Aldehyde.

Innere Anwendung:
Krampflösend, schweißtreibend, antibakteriell, blähungswidrig, herzwirksam, blutdrucksenkend, leber- und gallewirksam, beruhigend, stärkend. Bei Allergien, Asthma, Magen- und Darmbeschwerden, Migräne, Schlaflosigkeit, Nervosität, Blutarmut, Wetterfühligkeit, nervösen Herzbeschwerden, Leber- und Galleerkrankungen.
Äußere Anwendung:
Auf Insektenstiche und Herpesbläschen. Einreibungen bei Migräne und Rheuma.
Psychisch-seelische Wirkung:
Melissenöl ist in seiner Art eines der wirksamsten Öle bei Überreizung, Streß, Migräne und Depressionen. Es gleicht diese Zustände aus, erfrischt und durchwärmt vom Herzen her. Mit einer heiteren, warmen Ausgeglichenheit erscheint alles in einem neuen Licht.
Pflanzenbotschaft:
„Öffne dein Herz, und die Welt ist dein Freund!"

Mimose

Lateinischer Name: Acacia decurrens
Pflanzenfamilie: Schmetterlingsblütler
Vorkommen: Nordafrika, Indien
Gewinnung: Extraktion mit Alkohol
Pflanzenteile: Blüten
Ätherischer Ölgehalt: 1 %
Nötige Pflanzenmenge für 1 kg Essenz: 100 kg
Hauptbestandteile: Salicylsäuremethylester, Cresol, Benzaldehyd, Anisaldehyd, Geraniol, Farnesol

Innere Anwendung:
Harmonisierend, beruhigend, schlaffördernd, aphrodisisch, krampflösend. Bei nervösen Störungen, Überreiztheit, Nervenschwäche, Frigidität.
Äußere Anwendung:
Als aphrodisisches Massageöl, als Parfümgrundstoff, Verdampfung bei Nervosität, Pflege sensibler, überempfindlicher Haut.
Psychisch-seelische Wirkung:
Mimosenöl ist für die zartbesaiteten, ängstlichen Seelen, die sich selbst nichts zutrauen und sich beim geringsten Anlaß verschließen. Immer, wenn die zarte Seele einen starken Schock oder Schrecken erfahren hat, gibt Mimosenöl Trost und Halt.
Pflanzenbotschaft:
„Komm´ zu mir, ich tröste dich!"

Moschus

Lateinischer Name: Hibiskus abelmoschus
Pflanzenfamilie: Hibiskusgewächse
Vorkommen: Afrika, Indien, Java
Gewinnung: Extraktion mit Alkohol
Pflanzenteile: Samen

Ätherischer Ölgehalt: 0,5 %
Nötige Pflanzenmenge für 1 kg Essenz: 200 kg getrocknete Samen
Hauptbestandteile: Ambrettolid, Lacton, Ambrettolsäure, Farnesol, Palmitinsäure

Innere Anwendung:
Stimulierend, aphrodisisch. Bei sexueller Schwäche, Frigidität.
Äußere Anwendung:
Grundstoff für Parfüms, in winzigen Spuren für aphrodisische Massageöle.
Psychisch-seelische Wirkung:
Moschusöl spricht unsere tierischen Triebe an, aktiviert die dort befindliche Energie. Es schaltet die Kontrollinstanzen aus und gibt uns den Impuls, uns auszuleben, Gefühle ohne Beschönigungen zu zeigen und zu leben – eine Achterbahnfahrt ins Unbewußte.
Pflanzenbotschaft:
„Leb´, was du spürst!"

Muskatellersalbei

Lateinischer Name: Salvia Sclarea
Pflanzenfamilie: Lippenblütler
Vorkommen: Südeuropa, Nordafrika, Kleinasien
Gewinnung: Wasserdampfdestillation
Pflanzenteile: Kraut
Ätherischer Ölgehalt: 0,1 %
Nötige Pflanzenmenge für 1 kg Essenz: 1000 kg frisches Kraut
Hauptbestandteile: Linalylacetat, Linalool, Sclareol, Terpen, Ocimen, Myrcen, Cedren, Nerolidol

Innere Anwendung:
Antiseptisch, krampflösend, verdauungsfördernd, menstruationsfördernd, blutdrucksenkend, schweißhemmend, tonisierend, abwehrstärkend. Bei Asthma, Bronchialkatarrh, Verdauungsbeschwerden, Koliken, Menstruationsbeschwerden, Tuberkulose, Halsentzündung, Keuchhusten.

Äußere Anwendung:
Verdampfung bei seelischen Spannungen, Waschungen und Auflagen bei entzündeter Haut, als Haarspülung bei fettigem, schuppigen Haar.
Psychisch-seelische Wirkung:
Muskatellersalbeiöl wirkt leicht euphorisierend und stärkt die Bereitschaft, Schritte über die eigenen Grenzen zu wagen. Bei Depressionen, die aus dem Nicht-Verantwortlich-Sein-Wollen kommen, nimmt Muskatelleröl die dunkle Schwere. Es gibt das innere Einverstandensein und die Lebensfreude zurück.
Pflanzenbotschaft:
„Öffne die Flügel, trau´ dich, du kannst fliegen!"

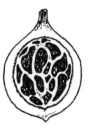
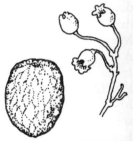

Muskatnuß

Lateinischer Name: Myristica fragrans
Pflanzenfamilie: Myrtengewächse
Vorkommen: Indien, Südamerika, Java, Sumatra, Borneo
Gewinnung: Wasserdampfdestillation
Pflanzenteile: Samenkern
Ätherischer Ölgehalt: 10 %
Nötige Pflanzenmenge für 1 kg Essenz: 10 kg getrocknete Samen
Hauptbestandteile: Pinen, Camphen, Dipenten, Linalool, Borneol, Geraniol, Terpineol, Eugenol

Anwendungen:
Die Wirkungsweise wie Macis, nur noch etwas intensiver.

Myrrhe

Lateinischer Name: Commiphora abyssinica
Pflanzenfamilie: Balsambaumgewächse
Vorkommen: Arabien, Äthiopien
Gewinnung: Extraktion mit Alkohol
Pflanzenteile: Harz
Ätherischer Ölgehalt: 8 %
Nötige Pflanzenmenge für 1 kg Essenz: 10 – 15 kg
Hauptbestandteile: Pinen, Limonen, Cumin- und Zimtaldehyd, Eugenol, Crsol, Myrrholsäure

Innere Anwendung:
Desinfizierend, zusammenziehend, entzündungshemmend, pilztötend, balsamisch, schleimlösend, blutreinigend. Bei Lungenerkrankungen, Verdauungsbeschwerden, Appetitlosigkeit, Leberschwellungen, Hämorrhoiden, Zahnfleisch- und Mundentzündungen, Bronchitis, Halsentzündung, Menstruationsbeschwerden.
Äußere Anwendung:
In Zahnpasten und Mundwässern, Auflage bei schlecht heilenden Wunden.
Psychisch-seelische Wirkung:
Myrrheöl öffnet die Tür zum Geistigen. Es ist hervorragend für alle Menschen, die zu sehr im Materiellen, Sinnlichen gebunden sind. Es ist wie eine Brücke zur „feinstofflichen" Welt, aber ohne die „grobstoffliche" zu verleugnen. Eine feierliche Stimmung ermöglicht die Aufnahme von göttlicher Wahrheit.
Pflanzenbotschaft:
„Laß´ deiner Seele Flügel wachsen!"

Myrte

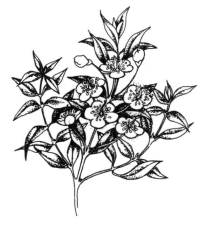

Lateinischer Name: Myrtus communis
Pflanzenfamilie: Myrtengewächse
Vorkommen: Mittelmeerländer, Asien
Gewinnung: Wasserdampfdestillation

Pflanzenteil: Kraut
Ätherischer Ölgehalt: 1 %
Nötige Pflanzenmenge für 1 kg Essenz: 100 kg frische Pflanzen
Hauptbestandteile: Pinen, Dipenten, Cineol, Myrtenol, Geraniol, Nerol

Innere Anwendung:
Antiseptisch, zusammenziehend, balsamisch, schmerzlindernd, wurmtreibend, antirheumatisch. Bei Lungenentzündung, Blasenentzündung, Bronchitis, Infektionskrankheiten, Stirnhöhlenvereiterung, Ohrenentzündung, Asthma, Keuchhusten, Rheuma.

Äußere Anwendung:
Waschungen und Auflagen bei schlecht heilenden Wunden, als Massageöl bei Menstruationsbeschwerden, Verdunstung bei Infektionskrankheiten, Waschungen bei Akne.

Psychisch-seelische Wirkung:
Myrtenöl hilft bei der inneren Klärung unseres Standpunktes. Es schafft eine Atmosphäre, in der wir objektiv das Für und Wider abwägen können, und ohne durch tausend Emotionen zu gehen, unsere Entscheidung mitteilen können. Es klärt und kräftigt unsere Sicht von der Welt.

Pflanzenbotschaft:
„Schau hin, mit klaren, reinen Augen!"

Narde

Lateinischer Name: Nardostachys jatamansi
Pflanzenfamilie: Baldriangewächse
Vorkommen: Himalaya, China
Gewinnung: Wasserdampfdestillation
Pflanzenteil: Wurzel
Ätherischer Ölgehalt: 1 %
Nötige Pflanzenmenge für 1 kg Essenz: 100 kg getrocknete Wurzeln
Hauptbestandteile: Valeranon, Jatamansin, Lomatin, Nardol, Nardosinon

Innere Anwendung:
Magenstärkend, verdauungsfördernd, krampflösend, herzschlag- und kreislaufverlangsamend, beruhigend, einschlaffördernd, nervenstärkend. Bei Magen- und Darmschwäche, Koliken und Krämpfen, nervösen Störungen.
Äußere Anwendung:
Hautpflegemittel bei stark irritierter Haut, Verdunstung bei starker Nervosität.
Psychisch-seelische Wirkung:
Bei starken seelischen Schmerzen wirkt das Nardenöl stark lindernd, ja gelegentlich sogar betäubend. Es schenkt uns als Verschnaufpause Ruhe und Frieden, um uns von den seelischen Anstrengungen zu erholen und neue Kraft zu schöpfen. Ein heilsamer Schlaf hin zu einem neuen Morgen.
Pflanzenbotschaft:
„Du hast genug gekämpft, jetzt ruh´ dich aus!"

Nelke

Lateinischer Name: Eugenia caryophyllata
Pflanzenfamilie: Myrtengewächse
Vorkommen: Indien, Sansibar
Gewinnung: Wasserdampfdestillation
Pflanzenteile: Blütenknospen
Ätherischer Ölgehalt: 15 %
Nötige Pflanzenmenge für 1 kg Essenz: 6 – 8 kg getrocknete Blütenknospen
Hauptbestandteile: Eugenol, Aceteugenol, Carypphyllen, Oleanolsäure

Innere Anwendung:
Keimtötend, schmerzstillend, magenstärkend, krampflösend, verdauungsfördernd, auswurffördernd, tonisierend, blähungswidrig, wundheilend, geburtsfördernd. Bei Magen- und Darmbeschwerden, Infektionskrankheiten, Durchfall, Schwächezuständen.

Äußere Anwendung:
Bei Zahnschmerzen einen Tropfen auf den betroffenen Zahn, Verdunstung bei Infektionskrankheiten, als Kompresse auf schlecht heilende Wunden und entzündete Haut, Bestandteil von Zahncremes.

Psychisch-seelische Wirkung:
Nelkenöl erleichtert das Loslassen von alter Belastung und macht für neue Erfahrungen und Eindrücke empfänglich. Es vermittelt ganz stark die Erkenntnis, daß hier auf der Erde alles, was entsteht, auch wieder vergehen muß, und es läßt die Möglichkeit entstehen, diese Wahrheit auch zu leben.

Pflanzenbotschaft:
„Leben und Sterben, alles ist eins!"

Neroli

Lateinischer Name: Citrus Bigaradia
Pflanzenfamilie: Rautengewächse
Vorkommen: China, Südeuropa, Nordafrika
Gewinnung: Wasserdampfdestillation
Pflanzenteile: Blüten
Ätherischer Ölgehalt: 0,1 %
Nötige Pflanzenmenge für 1 kg Essenz: 1000 kg frische Blüten
Hauptbestandteile: Ocimen, Pinen, Camphen, Linalool, Terpineol, Nerol, Geraniol, Nerolidol, Farnesol, Indol

Innere Anwendung:
Zellwachstum anregend, antiseptisch, verdauungsfördernd, antidepressiv, krampflösend, aphrodisisch, herzberuhigend. Bei Schlaflosigkeit, Migräne, nervösen Herzbeschwerden, Durchfall, Kopfschmerzen, Depressionen.

Äußere Anwendung:
In Hautpflegeprodukten das Wachstum der Zellen anregend, Verdampfung bei Depression, entspannende Gesichtskompresse, in aphrodisischen Massageölen und Bädern.

Psychisch-seelische Wirkung:
Neroliöl ist ein hervorragendes Antidepressivum. Es wirkt leicht euphorisierend und setzt die nervliche Anspannung herab. Besonders, wenn die Seele einen Schock erlitten hat und sich verstört verkrochen hat, ist Neroliöl die erste Hilfe.
Pflanzenbotschaft:
„Komm' her, ich schütze dich!"

Niaouli

Lateinischer Name: Melaleuca viridiflora
Pflanzenfamilie: Myrtengewächs
Vorkommen: Malaysia, Australien, Philippinen
Gewinnung: Wasserdampfdestillation
Pflanzenteile: Blätter
Ätherischer Ölgehalt: 2 %
Nötige Pflanzenmenge für 1 kg Essenz: 50 kg frische Blätter
Hauptbestandteile: Cineol, Pinen, Terpineol, Nerolidol, Eukalyptol, Limonen

Innere Anwendung:
Antiseptisch, schmerzstillend, anregend, Zellwachstum anregend, kreislaufanregend, blutstillend, auswurffördernd. Bei Atemwegsentzündungen, Erkältung, Darminfektionen, Rheuma, Schnupfen, Bronchitis.
Äußere Anwendung:
Als Gurgelmittel bei Halsentzündungen. Verdampfung bei Erkältungskrankheiten, stark verdünnt als Vaginalspülung, Waschungen und Auflagen bei Verbrennungen und Wunden, Einreibung bei rheumatischen Beschwerden.
Psychisch-seelische Wirkung:
Niaouliöl schenkt die Fähigkeit, auch in stürmischen und turbulenten Zeiten, das Ziel im Auge zu behalten und den Überblick nicht zu verlieren.

Es klärt unsere Gedanken und Gefühle auf viel weichere Art als das Eukalyptusöl.
Pflanzenbotschaft:
„Ich mach´ die Augen weich und klar!"

Opoponax

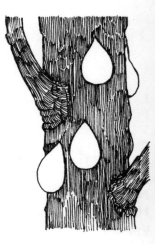

Lateinischer Name: Commiphora erythracea
Pflanzenfamilie: Balsambaumgewächse
Vorkommen: Afrika, Arabien
Gewinnung: Auszug mit Alkohol
Pflanzenteile: Harz
Ätherischer Ölgehalt: 10 %
Nötige Pflanzenmenge für 1 kg Essenz: 10 kg Harz
Hauptbestandteile: Oporesinotannol, Bisabolen, Santal, Sesquiterpene

Innere Anwendung:
Antiseptisch, beruhigend, krampflösend, wundheilend, auswurffördernd, zusammenziehend, menstruationsfördernd. Bei Lungen- und Atemwegsinfektionen, Husten, Asthma, Blasenentzündung, Pilzerkrankungen.
Äußere Anwendung:
Auflage bei schlecht heilenden Wunden.
Psychisch - seelische Wirkung:
Opoponaxöl konzentriert auf die Gegenwart, deshalb ist es ein ausgezeichnetes Öl für Menschen, die in der Vergangenheit leben, in guten oder schlechten Zeiten, die sie einmal erlebt haben und sich weigern, mit dem Fluß des Lebens zu gehen. Ihnen hilft Opoponaxöl, diesen Ballast hinter sich zu lassen und dem Leben wieder zur Verfügung zu stehen.
Pflanzenbotschaft:
„Lebe, hier und jetzt!"

Orange

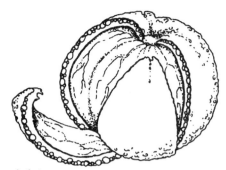

Lateinischer Name: Citrus aurantium dulcis
Pflanzenfamilie: Rautengewächse
Vorkommen: Südeuropa, Südamerika, Nordamerika, China
Gewinnung: Kaltpressung
Pflanzenteil: Schale
Ätherischer Ölgehalt: 2 %
Nötige Pflanzenmenge für 1 kg Essenz: 50 kg frische Schalen
Hauptbestandteile: Limonen, Linalool, Terpineol, Geraniol, Citral, Citronellal, Vitamin C

Innere Anwendung:
Blutdrucksenkend, harmonisierend, blutreinigend, stoffwechselanregend, appetitanregend, tonisierend, verdauungsfördernd, Gallefluß anregend, herzstärkend, Niere und Blase anregend, fiebersenkend. Bei chronischer Bronchitis, Husten, Magenschmerzen, Herzspasmen, Schlaflosigkeit, Verdauungsschwäche, Blasen- und Nierenbeschwerden, Fieber, Lymphstau, schlechter Durchblutung.
Äußere Anwendung:
Massageöl bei Cellulite. Pflegend und beruhigend bei trockener, nervöser Haut, Gurgelmittel bei Zahnfleischentzündung, als Verdunstung insektenabweisend, Inhalation bei Bronchitis.
Psychisch-seelische Wirkung:
Orangenöl nimmt den Problemen und Gefühlen ihre Schwere und lehrt uns, wieder über uns selbst und die Welt lachen zu können. Es vermittelt Wärme, Heiterkeit und Mitgefühl, nimmt die Angst vor neuen, unbekannten Situationen und läßt uns unvoreingenommen vom Herzen her handeln.
Pflanzenbotschaft:
„Welt, laß´ dich umarmen!"

Origanum

Lateinischer Name: Origanum vulgare
Pflanzenfamilie: Lippenblütler
Vorkommen: Europa, Nordafrika, UdSSR
Gewinnung: Wasserdampfdestillation
Pflanzenteile: Kraut
Ätherischer Ölgehalt: 2 %
Nötige Pflanzenmenge für 1 kg Essenz: 50 kg frisches Kraut
Hauptbestandteile: Carvacrol, Thymol, Linalool, Campher, Pinen, Cydrol, Terpinen, Origanen

Innere Anwendung:
Antiseptisch, magenstärkend, verdauungsfördernd, appetitanregend, schmerzlindernd, beruhigend, menstruationsfördernd, krampflösend, auswurffördernd, hustenstillend. Bei Atemwegsinfektionen, Bronchitis, Husten, Asthma, Rheuma, Magenschwäche, Blähungen, Tuberkulose, ausbleibender Menstruation.

Äußere Anwendung:
Massageöl bei Cellulite und rheumatischen Erkrankungen, Waschungen und Auflagen bei chronischen Hauterkrankungen, Sitzbäder bei unregelmäßiger Periode, Einreibung bei Hautparasiten.

Psychisch-seelische Wirkung:
Origanumöl wirkt beruhigend und ausgleichend. Bei dem Gefühl, sich seelisch verausgabt zu haben, hilft es, innezuhalten, die Kräfte zu stärken und neu zu ordnen, um dann mit klarem Kopf und frischem Mut wieder nach außen zu gehen.

Pflanzenbotschaft:
„Ich schenk´ dir Kraft und Mut!"

Palmarosa

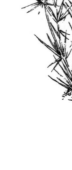

Lateinischer Name: Cymbopogon Martini
Pflanzenfamilie: Gräser
Vorkommen: Ostindien, Java

Gewinnung: Wasserdampfdestillation
Pflanzenteile: Gräser
Ätherischer Ölgehalt: 2,5 %
Nötige Pflanzenmenge für 1 kg Essenz: 40 kg frische Gräser
Hauptbestandteile: Phellandren, Dipenten, Limonen, Carvon, Geraniol

Innere Anwendung: Entspannend, krampflösend, beruhigend, harmonisierend, Talgproduktion regulierend, Zellwachstum fördernd, antiseptisch. Bei nervösen Beschwerden, Krämpfen und Verspannungen, hohem Blutdruck, Kopfschmerzen.
Äußere Anwendung:
Massageöl bei Muskelverspannungen. Verdunstung bei Nervosität, in Kosmetikpräparaten.
Psychisch-seelische Wirkung:
Palmarosaöl wirkt ausgleichend und harmonisierend. Nach einem anstrengenden, beschwerlichen Tag bringt es Erholung und Entspannung, stellt das innere Gleichgewicht wieder her und hilft Streß und Hektik abzubauen. Es hinterläßt ein ausgeglichenes und zufriedenes Gefühl und die Möglichkeit, unbeschwert in den neuen Tag zu gehen.
Pflanzenbotschaft:
„Gib´ mir deine Last, ich geb´ dir Zuversicht!"

Pampelmuse

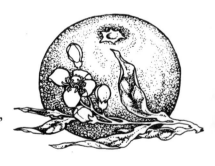

Lateinischer Name: Citrus maxima
Pflanzenfamilie: Rautengewächse
Vorkommen: Ostasien, Philippinen, USA, Mittelmeerländer
Gewinnung: Kaltpressung
Pflanzenteile: Schalen
Ätherischer Ölgehalt: 1 %
Nötige Pflanzenmenge für 1 kg Essenz: 100 kg frische Schalen
Hauptbestandteile: Pinen, Limonen, Linalool, Citral, Geraniol

Innere Anwendung:
Blutreinigend, erfrischend, zusammenziehend, Zellwachstum anregend,

Leber- und Galle anregend, durchblutungsfördernd. Bei Erschöpfung, Durchfall, Magenverstimmung, Leber- und Gallebeschwerden.
Äußere Anwendung:
Pflegemittel bei fetter, unreiner Haut, in Cellulitepräparaten, Verdampfung bei Müdigkeit und Erschöpfung.
Psychisch-seelische Wirkung:
Pampelmusenöl wirkt sehr tonisierend und spritzig, ja fast schon ein bißchen euphorisierend. Wenn man sich sehr schwer und depressiv fühlt, wirkt es wahre Wunder, denn es vermittelt Leichtigkeit, Lebenslust und Vitalität. Neue Lust auf Erfahrungen, Abenteuer, Reisen und Veränderungen taucht auf.
Pflanzenbotschaft:
„Das Leben ändert sich in jeder Sekunde, mach´ mit!"

Patchouli

Lateinischer Name: Pogostemon Patchouli
Pflanzenfamilie: Lippenblütler
Vorkommen: Java, Sumatra, Indien, China, Philippinen
Gewinnung: Wasserdampfdestillation
Pflanzenteile: Blätter
Ätherischer Ölgehalt: 3 %
Nötige Pflanzenmenge für 1 kg Essenz: 30 - 35 kg
Hauptbestandteile: Patchoulicampher, Sesquterpene, Azulen, Patchoulipyridin, Benzaldehyd, Eugenol, Cadinen, Zimtaldehyd

Innere Anwendung:
Antiseptisch, wundheilend, nervenberuhigend, kräftigend, aphrodisisch, tonisierend, fiebersenkend, pilztötend, zellerneuernd, antidepressiv, harntreibend, entwässernd. Bei Schwächegefühl, Nervosität, Überempfindlichkeit, Depressionen, Hauterkrankungen.
Äußere Anwendung:
Waschung und Auflage bei schlecht heilenden Wunden. Verdampfung zur Herstellung einer warmen, sinnlichen Atmosphäre. Spülung bei Pilzbefall

der Mundhöhle. Einreibungen bei Hautproblemen wie Ekzemen, allergischen Reaktionen und Pilzbefall.
Psychisch-seelische Wirkung:
Patchouliöl ist anregend, stark kräftigend, schwer und sinnlich. Es öffnet die Tore zum Unbewußten, zur Sinnlichkeit, zu unseren Trieben. In einer traumhaft schwer betörenden Atmosphäre gibt sich der Mensch seiner Sinnlichkeit hin. Die eigenen Grenzen schmelzen, öffnen, Hingeben geschieht. Eine tiefe Freude am Körper, am Lieben und Genießen der Lust entsteht.
Pflanzenbotschaft:
„Gib Dich hin, es gibt nichts Schöneres!"

Perubalsam

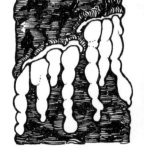

Lateinischer Name: Myroxylon balsamun
Pflanzenfamilie: Schmetterlingsblütler
Vorkommen: Südamerika, Ceylon, Java, Sumatra
Gewinnung: Auszug durch Alkohol
Pflanzenteil: Harz
Ätherischer Ölgehalt: 5 %
Nötige Pflanzenmenge für 1 kg Essenz: 20 kg Harz
Hauptbestandteile: Cinnamein, Nerolidol, Farnesol, Vanillin, Cumarin

Innere Anwendung:
Antiseptisch, Juckreiz stillend, hustenstillend, auswurffördernd, beruhigend, harmonisierend, aphrodisisch. Bei Erkrankungen der Atemwege, Hauterkrankungen, Nervosität, Depressionen.
Äußere Anwendung:
Auflagen bei schlecht heilenden Wunden, Waschungen und Einreibungen bei Juckreiz, Verdunstung bei Nervosität, aphrodisisches Massageöl.
Psychisch-seelische Wirkung:
Perubalsam ist im wahrsten Sinne des Wortes Balsam für die verwundete Seele. Durch seine balsamische Süße erinnert er an tropische Inseln, Palmen,

Sonnenschein, süßes Nichtstun. Die seelischen Wunden können in dieser aufnehmenden Atmosphäre schnell vernarben und ausheilen.
Pflanzenbotschaft:
„Ich salbe deine Wunden!"

Petitgrain

Lateinischer Name: Citrus aurantium amara
Pflanzenfamilie: Rautengewächse
Vorkommen: Südeuropa, Syrien, Ostafrika, Westindien, Mittelamerika
Gewinnung: Wasserdampfdestillation
Pflanzenteile: Blätter, Zweige, unreife Früchte
Ätherischer Ölgehalt: 1 %
Nötige Pflanzenmenge für 1 kg Essenz: 100 kg Blätter, Zweige und Früchte
Hauptbestandteile: Linalylacetat, Citral, Pyrrol, Furfurol, Camphen, Pinen, Dipenten, Linalool, Nerol, Farnesol, Gerniol

Innere Anwendung:
Entspannend, ausgleichend, stimmungsaufhellend, antibakteriell, gedächtnisstärkend. Bei Magenverstimmung, Nervosität, Angstzuständen.
Äußere Anwendung:
Pflegemittel bei fetter, unreiner Haut, als Verdunstung bei Depression und Migräne, in Erfrischungsbädern.
Psychisch-seelische Wirkung:
Petitgrainöl entspannt und macht friedlich bei nervösen Beschwerden. Depression und Migräne hellen sich auf und machen heiterem Einverstandensein Platz. Ferner stärkt es die Intuition, das kreative Denken und die klare Wahrnehmungsfähigkeit. Es befreit von begrenzenden Vorstellungen und schenkt liebevolle Gelassenheit.
Pflanzenbotschaft:
„Hetz´ dich nicht ab, das Leben ist so schön!"

Petersilie

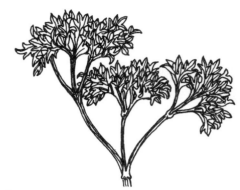

Lateinischer Name: Petroselinum crispum
Pflanzenfamilie: Doldenblütler
Vorkommen: Europa, UdSSR, Nordamerika, Indien.
Gewinnung: Wasserdampfdestillation
Pflanzenteile: Kraut
Ätherischer Ölgehalt: 0,3 %
Nötige Pflanzenmenge für 1 kg Essenz: 300 - 350 kg frisches Kraut
Hauptbestandteile: Apiol, Myristicin, Pinen, Terpene, Bergapten

Innere Anwendung:
Auswurffördernd, appetitanregend, verdauungsfördernd, magenstärkend, abführend, krampflösend, Galle anregend, menstruationsfördernd, durchblutungsfördernd, harntreibend, antirheumatisch, fiebersenkend. Bei Blasen- und Nierensteinen, Hämorrhoiden, Menstruationsbeschwerden, ausbleibenden Wehen, Rheuma, Gicht, Wassersucht, Magen- und Darmbeschwerden.
Äußere Anwendung:
Waschungen und Einreibungen bei Hautparasiten.
Psychisch-seelische Wirkung:
Petersilienöl ist besonders dann angezeigt, wenn der seelische Druck immer stärker wird, sei es durch zu hohe Erwartungen und Anforderungen an sich selbst oder durch übermäßige Belastung von außen. Wenn dann eine innere Explosion kurz bevorsteht, dann öffnet das Petersilienöl das so sehr ersehnte Ventil, durch das die angestaute Energie wieder abfließen kann. Vom Druck befreit, tritt sehr bald ein Gefühl der Erleichterung auf.
Pflanzenbotschaft:
„Laß´ die Luft ab und beruhige dich!"

Pfeffer

Lateinischer Name: Piper nigrum
Pflanzenfamilie: Pfeffergewächse
Vorkommen: Indien, Indonesien, Thailand, Ceylon, Südamerika
Gewinnung: Wasserdampfdestillation
Pflanzenteile: Samen
Ätherischer Ölgehalt: 3 %
Nötige Pflanzenmenge für 1 kg Essenz: 30 - 35 kg getrocknete Samen
Hauptbestandteile: Phellandren, Dipenten, Caryophylen, Pinen, Citral, Limonen, Piperin, Chavicin

Innere Anwendung:
Antibakteriell, verdauungsfördernd, appetitanregend, durchwärmend, hautreizend, fiebersenkend, krampflösend, blähungstreibend, tonisierend, stimulierend, nierenanregend, Milz anregend.
Bei Verdauungsbeschwerden, Halsentzündung, Rheuma, Gicht, Durchblutungsstörungen, Blutarmut.
Äußere Anwendung:
Massageöl gegen Muskelschmerzen und rheumatische Erkrankungen.
Psychisch-seelische Wirkung:
Bei Antriebsschwäche und Lustlosigkeit leistet das Pfefferöl gute Dienste. Wenn sich düstere Gedanken, wie: „Es hat ja doch alles keinen Sinn" breitmachen, gibt das Pfefferöl einen kräftigen Kick, diesem Trübsinn nicht zu folgen, sondern das Leben mit beiden Händen anzupacken. Es bringt die gestockte Energie wieder in Fluß. Aber nicht so sehr geeignet für ganz zarte Gemüter.
Pflanzenbotschaft:
„Komm, laß dich nicht so hängen!"

Pfefferminze

Lateinischer Name: Mentha piperata
Pflanzenfamilie: Lippenblütler
Vorkommen: Europa, UdSSR, Nord- und Südamerika, Ägypten, Indien

Gewinnung: Wasserdampfdestillation
Pflanzenteile: Blätter
Ätherischer Ölgehalt: 2 %
Nötige Pflanzenmenge für 1 kg Essenz: 50 kg trockene Blätter
Hauptbestandteile: Menthol, Cineol, Jasmon, Phellandren, Pinen, Limonen, Cadinen, Sabinen, Menthofuran

Innere Anwendung:
Magenstärkend, krampflösend, schmerzlindernd, Gallefluß anregend, entzündungshemmend, blähungswidrig, menstruationsfördernd, zusammenziehend. Bei Verdauungsbeschwerden, Kopfschmerz, Übelkeit, Gallen- und Lebererkrankungen, Durchfall, Asthma, Bronchitis, Schwindel, Herzklopfen, Nasennebenhöhlenentzündung, Erkältung, Zahnschmerzen.
Äußere Anwendung:
Inhalation bei allen Erkältungserkrankungen, Waschungen bei Hautparasiten, Einreibung bei Kopfschmerz und Migräne, in Zahnpasten und Mundwassern, Verdunstung gegen Insekten.
Psychisch - seelische Wirkung:
Das Pfefferminzöl hat auf die Seele eine Wirkung wie eine frische Meeresbrise. Nebel und Wolken verschwinden, und eine klare Sicht der Dinge stellt sich ein. Es hat eine kristallklare Wirkung, wenn sich Gedanken im Kreise drehen und sich alles dumpf und steckengeblieben anfühlt. Die Weite des Himmels öffnet sich und der Kopf wird wieder frei.
Pflanzenbotschaft:
„Sieh´ und erkenne!"

Piment

Lateinischer Name: Pimenta officinalis
Pflanzenfamilie: Pfeffergewächse
Vorkommen: Mittel- und Südamerika, Indien, Réunion
Gewinnung: Wasserdampfdestillation
Pflanzenteile: Samen
Ätherischer Ölgehalt: 4 %

Nötige Pflanzenmenge für 1 kg Essenz: 25 kg getrocknete Samen
Hauptbestandteile: Eugenol, Eugenolmethyläther, Caryophyllen, Phellandren, Cineol

Innere Anwendung:
Appetitanregend, magenstärkend, antiseptisch, auswurffördernd, schmerzlindernd, anregend, stoffwechselfördernd, blutdrucksteigernd, durchwärmend. Bei Schmerzzuständen, Kältegefühl, Erschöpfungszuständen, Schwindelgefühl, Durchblutungsstörungen, Magen- und Darmbeschwerden.
Äußere Anwendung:
Badezusatz bei rheumatischen Erkrankungen. Einreibung bei Hautparasiten.
Psychisch-seelische Wirkung:
Pimentöl wirkt sehr stark, wenn der Mensch sich aus Angst vor Konfrontationen und Auseinandersetzungen in sein Schneckenhaus zurückgezogen hat und seine Vision und seinen Weg dadurch nicht mehr weiter verfolgt. Es schenkt wieder Feuer und Begeisterung zurück, für die eigene Einzigartigkeit und Freiheit einzutreten, wenn nötig, auch dafür zu kämpfen.
Pflanzenbotschaft:
„Geh´ deinen Weg, ich geb´ dir Kraft!"

Rainfarn

Lateinischer Name: Tanacetum vulgare
Pflanzenfamilie: Korbblütler
Vorkommen: Deutschland, UdSSR, USA, Indien
Gewinnung: Wasserdampfdestillation
Pflanzenteile: Kraut
Ätherischer Ölgehalt: 0,5 %
Nötige Pflanzenmenge für 1 kg Essenz: 200 kg frisches Kraut
Hauptbestandteile: Thujon, Thymol, Chamazulen, Terpene, Campher, Borneol

Innere Anwendung:
Wurmtreibend, appetitanregend, durchwärmend, magenstärkend, krampf-

lösend, stärkend. Bei Migräne, Neuralgien, Darmparasiten, Rheuma. Vorsicht, bei Überdosierung giftig!
Äußere Anwendung:
Einreibungen bei rheumatischen Erkrankungen, Verdunstung bei Schwächezuständen.
Psychisch-seelische Wirkung:
Rainfarnöl wirkt sehr stark kräftigend und anregend. Wenn innerlich schon eigentlich alles klar ist, man aber nicht in der Lage ist, das nach außen umzusetzen, gibt es den entscheidenden Impuls, diese Grauzone zu überspringen und mutig mit der inneren Wahrheit nach außen zu gehen.
Pflanzenbotschaft:
„Trau´ dich, was soll schon passieren!"

Rose

Lateinischer Name: Rosa damascena, Rosa centifolia
Pflanzenfamilie: Rosengewächse
Vorkommen: Mittelmeerländer, Indien, UdSSR, China
Gewinnung: Wasserdampfdestillation
Pflanzenteile: Blüten
Ätherischer Ölgehalt: 0.02 %
Nötige Pflanzenmenge für 1 kg Essenz: 5000 kg frische Blüten
Hauptbestandteile: Phenyläthylalkohol, Geraniol, Nerol, Citronellol, Citral, Eugenol, Linaldol, Farnesol

Innere Anwendung:
Antiseptisch, beruhigend, antidepressiv, Gallefluß fördernd, menstruationsregulierend, aphrodisisch, tonisierend, herzstärkend, krampflösend, wundheilend, hautpflegend, gefäßverengend, abführend, blutstillend, blutreinigend. Bei nervösen Herzbeschwerden, Menstruationsbeschwerden, Gebärmuttererkrankungen, Augenentzündungen, Kopfschmerz, Migräne, Hauterkrankungen, Herpes, Leberstörungen, Bronchialkatarrh.
Äußere Anwendung:
Gurgelmittel bei Zahnfleischentzündung, Augenbad bei Augenentzündung.

Einreibung bei Gürtelrose und Ekzemen. Verdunstung bei Depressionen. Hautpflegemittel für jeden Hauttyp. Aphrodisisches Körperöl.
Psychisch-seelische Wirkung:
Rosenöl wirkt stark antidepressiv und aphrodisisch. Es stellt eine warme, weiche Atmosphäre her, in der Milde, Güte und Verständnis gedeihen können. Das Herz kann sich öffnen für die Liebe zur ganzen Welt. Es entsteht das Bedürfnis, diesen Reichtum und Überfluß weiterzugeben. Bei Eifersuchtsgefühlen hilft es, zu verstehen und zu verzeihen, denn wenn ich selbst so reich und liebend bin, wie sollte ich jemandem etwas mißgönnen.
Pflanzenbotschaft:
„Liebe über alle Grenzen hinaus!"

Rosenholz

Lateinischer Name: Aniba rosae odora
Pflanzenfamilie: Lorbeergewächs
Vorkommen: Südamerika
Gewinnung: Wasserdampfdestillation
Pflanzenteil: Holz
Ätherischer Ölgehalt: 1 %
Nötige Pflanzenmenge für 1 kg Essenz: 100 kg frisches Holz
Hauptbestandteile: Linalool, Cineol, Paramethylacetophenon
Innere Anwendung:
Antiseptisch, harmonisierend, blutdrucksenkend, wundheilend, hautberuhigend, nervenstärkend, euphorisierend, tonisierend, schmerzlindernd. Bei Kopfschmerzen, Verdauungsbeschwerden, Depressionen, Schlafstörungen, Hautkrankheiten.
Äußere Anwendung:
Verdunstung bei Angstzuständen. Badezusatz für Entspannungsbäder, in hautberuhigender Kosmetik, Spülungen für dunkles Haar.
Psychisch-seelische Wirkung:
Rosenholzöl hat auf Geist und Seele eine ganz stark harmonisierende und ausgleichende Wirkung. Ob man in Antriebslosigkeit verharrt oder total aufgekratzt ist, es stellt das emotionale Gleichgewicht wieder her. Es

vertreibt negative Gedanken und Einstellungen und läßt eine gereinigte, freundliche und einladende Atmospäre entstehen. Es löst seelische Blockaden und Depressionen.
Pflanzenbotschaft:
„Ich zeig´ dir deine Mitte!"

Rosmarin

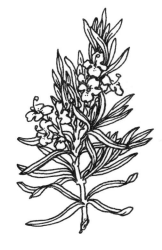

Lateinischer Name: Rosmarinus officinalis
Pflanzenfamilie: Lippenblütler
Vorkommen: Mittelmeerländer, Nordafrika, Südamerika
Gewinnung: Wasserdampfdestillation
Pflanzenteil: Kraut
Ätherischer Ölgehalt: 2 %
Nötige Pflanzenmenge für 1 kg Essenz: 50 kg frisches Kraut.
Hauptbestandteile: Pinen, Camphen, Borneol, Campher, Cineol, Terpineol, Thymol, Linalool

Innere Anwendung:
Herz und Nebennieren anregend, gedächtnisfördernd, schweiß- und harntreibend, menstruationsfördernd, krampflösend, appetitanregend, magenstärkend, verdauungsfördernd, durchblutungfördernd, Gallefluß fördernd, herzstärkend, blutzuckersenkend. Bei Erschöpfung, Bronchitis, Erkältung, Husten, Verdauungsbeschwerden, Kopfschmerzen, Migräne, niedrigem Blutdruck, Gedächtnisschwäche, Asthma, Lebererkrankungen, Gallensteinen, Rheuma, Gicht.
Äußere Anwendung:
Kompressen und Waschungen zur Wundheilung. Pflege von unreiner, fettiger Haut. Inhalation bei Grippe, Erkältung, Bronchitis. In Bädern und Massageölen bei rheumatischen Beschwerden und Muskelschmerzen. In Shampoos und Haarwässern das Haarwachstum anregend und Schuppen beseitigend.

Psychisch-seelische Wirkung:
Rosmarinöl ist das anregende und stärkende Öl schlechthin. Immer, wenn die Ichkräfte zu schwach sind, Lust, Antrieb, Freude verlorengehen, weckt es auf, schüttelt dich, muntert dich auf, stärkt den Willen und die Bereitschaft, etwas zu tun. Für alle, die aus Trägheit im Gewohnten verharren, hilft Rosmarinöl, den inneren Schweinehund zu besiegen. Es gibt die Klarheit und Kraft, Probleme anzupacken und aus dem Weg zu räumen.
Pflanzenbotschaft:
„Ich bring' dich in Schwung!"

Salbei

Lateinischer Name: Salvia officinalis
Pflanzenfamilie: Lippenblütler
Vorkommen: Südeuropa
Gewinnung: Wasserdampfdestillation
Pflanzenteile: Kraut
Ätherischer Ölgehalt: 2 %
Nötige Pflanzenmenge für 1 kg Essenz: 60 - 80 kg trockenes Kraut
Hauptbestandteile: Thuyon, Borneol, Cymol, Cineol

Innere Anwendung:
Jede Drüsentätigkeit regulierend, antiseptisch, Abwehrkräfte anregend, kräftigend, sedativ, appetitanregend, blutreinigend, entschlackend, harntreibend, schweißtreibend, magenstärkend, blutdrucksteigernd, menstruationsfördernd, milchhemmend, zusammenziehend, wundheilend. Bei allen Schwächezuständen, Nervosität, Asthma, Bronchitis, Grippe, Infektionskrankheiten, schlecht heilenden Wunden, Appetitlosigkeit, starkem Nachtschweiß, Lymphstau.
Äußere Anwendung:
Gurgeln bei Zahnfleisch- und Halsentzündung, Kompresse bei schlecht heilenden Wunden und entzündeter Haut, Einreibung bei rheumatischen Beschwerden. Verdunstung zur vorbeugenden Behandlung von Infektionskrankheiten, Desinfektion von Wohnräumen.

Psychisch-seelische Wirkung:
Hilft bei Verzagtheit und Lebensüberdruß, wieder das Vertrauen in die eigene Kraft zu finden. Es unterstützt die Abwehr von ungünstigen äußeren Einflüssen und begünstigt die selbstheilenden Seelenkräfte des Menschen. Günstig für dünnhäutige Menschen, denen gleich alles unter die Haut geht.
Pflanzenbotschaft:
„Ich geb' dir Kranft und langes Leben!"
Ein römischer Dichter: „Wie kann der Mensch noch sterben, wenn der Salbei wächst in seinem Garten?"

Sandelholz

Lateinischer Name: Santalum album
Pflanzenfamilie: Sandelholzgewächse
Vorkommen: Indien, Ceylon, Java, Philippinen
Gewinnung: Wasserdampfdestillation
Pflanzenteile: Holz
Ätherischer Ölgehalt: 5 %
Nötige Pflanzenmenge für 1 kg Essenz: 20 kg frisches Holz
Hauptbestandteile: Santalol, Santalen, Santen, Santenon, Santalal, Santalon

Innere Anwendung:
Desinfizierend, harntreibend, entzündungshemmend, aphrodisisch, auswurffördernd, schleimlösend, Schleimhaut regenerierend, erwärmend. Bei Atemwegsbeschwerden, Harnwegsinfektionen, Halsentzündung, Bronchitis, Durchfall, Darminfektionen, Blähungen, Kehlkopfentzündung, Geschlechtskrankheiten, Impotenz.
Äußere Anwendung:
Kompressen und Waschungen bei Akne und fetter Haut, Einreibungen bei Hautkrankheiten und Juckreiz, Verdampfung bei Nervosität und innerer Unruhe, als aphrodisisches Massageöl, als Parfümgrundstoff.
Psychisch-seelische Wirkung:
Sandelholzöl stärkt die Phantasie und regt die schöpferischen Kräfte an. Es führt über die kleine abgegrenzte Persönlichkeit hinaus in größere Zusam-

menhänge. Seine Wirkung ist euphorisierend, balsamisch, innere Ruhe und Zufriedenheit schenkend. Es nimmt dem Menschen sanft und fast unmerklich seine Sorgen und Lasten fort. Es ist Balsam für die Seele und weckt spirituelle Energien.
Pflanzenbotschaft:
„Ich zeig´ dir den Weg zu Gott!"

Sassafras

Lateinischer Name: Sassafras albidum
Pflanzenfamilie: Lorbeergewächse
Vorkommen: Nordamerika
Gewinnung: Wasserdampfdestillation
Pflanzenteile: Holz
Ätherischer Ölgehalt: 2 %
Nötige Pflanzenmenge für 1 kg Essenz: 50 kg frisches Holz
Hauptbestandteile:

Innere Anwendung:
Schmerzstillend, schweißtreibend, harntreibend, anregend, abführend, blutreinigend, stoffwechselfördernd. Bei Gicht, Rheuma, Geschlechtskrankheiten, Blähungen, allgemeiner Schwäche, Raucherentwöhnung, Menstruationsbeschwerden, Nieren- und Blaseninfektionen.
Äußere Anwendung:
Kompresse oder Waschung bei Hautkrankheiten, Zusatz zu Rheumabädern oder -salben, pur auf Insektenstiche.
Psychisch-seelische Wirkung:
Sassafrasöl wirkt besonders bei geistiger Schwäche und Antriebslosigkeit. Es erleichtert den Umgang mit materiellen Problemen und fördert einen gesunden Realismus, stärkt die Entscheidungsfähigkeit und gibt Kraft zu den daraus erwachsenden Handlungen.
Pflanzenbotschaft:
„Sieh´, was ist, und handle danach!"

Schafgarbe

Lateinischer Name: Achillea millefolium
Pflanzenfamilie: Korbblütler
Vorkommen: Europa, Nordasien, Pakistan, Nordamerika
Gewinnung: Wasserdampfdestillation
Pflanzenteile: Kraut
Ätherischer Ölgehalt: 0,4 %
Nötige Pflanzenmenge für 1 kg Essenz: 240 kg frische Pflanzen
Hauptbestandteile: Azulen, Chamazulen, Pinen, Limonen, Borneol, Cineol, Caryophylen

Innere Anwendung:
Entkrampfend, desinfizierend, magenstärkend, anregend, entzündungshemmend, krampflösend, blähungswidrig, menstruationsregulierend, blutstillend, blutreinigend. Bei Verdauungsbeschwerden, Fieber, Grippe, Rheuma, Hämorrhoiden, Krämpfen, Magen- und Darmentzündungen, Appetitlosigkeit, Blasen- und Nierenschwäche, Neuralgien, Kopfschmerzen.
Äußere Anwendung:
Waschungen und Auflagen bei schlecht heilenden Wunden, entzündeter Haut, offenen Beinen etc. Als Massageöl bei Cellulite, als Bad oder Einreibung bei rheumatischen Erkrankungen, haarwuchsfördernd in Shampoos und Haarpackungen, Einreibungen bei Krampfadern.
Psychisch-seelische Wirkung:
Schafgarbenöl zeigt, daß manchmal eine bittere Situation notwendig ist, um weiterzukommen, um zu lernen. Es regt die Seele an, die Situationen, Ängste, Erinnerungen etc. zu verdauen, sich die Erfahrungen einzuverleiben, aber nicht mehr darunter zu leiden. Die Wunde heilt und die wertfreie Erfahrung bleibt zurück. Schafgarbenöl hilft, die Extreme miteinander zu verschmelzen und ein Gleichgewicht herzustellen.
Pflanzenbotschaft:
„Hoch und runter, ich zeig´ dir die Mitte!"

Sellerie

Lateinischer Name: Apium graveolens
Pflanzenfamilie: Doldenblütler
Vorkommen: Mittel- und Südeuropa, Nordafrika, Nordamerika, Indien.
Gewinnung: Wasserdampfdestillation
Pflanzenteile: Samen
Ätherischer Ölgehalt: 3 %
Nötige Pflanzenmenge für 1 kg Essenz: 30 - 35 kg
Hauptbestandteile: Limonen, Selinen, Sedanolid, Sequiterpene

Innere Anwendung:
Harntreibend, appetitanregend, verdauungsfördernd, blutreinigend, stoffwechselanregend, kräftigend. Bei Rheuma, Gicht, Erschöpfungszuständen, Blasen- und Nierenleiden.
Äußere Anwendung:
Einreibungen bei rheumatischen Beschwerden.
Psychisch-seelische Wirkung:
Sellerieöl ist für diejenigen Menschen, die gerne einige Meter über dem Boden schweben. Menschen, die zwar eine sehr starke Sehnsucht nach dem Wasser haben, sich aber nicht naßmachen wollen. Sie haben tausende von Vorstellungen und Ideen, können diese aber nur sehr ungenügend umsetzen. Hier schenkt das Sellerieöl die Kraft und das Durchhaltevermögen, die Ideen auch auszuführen und die damit verbundenen Schwierigkeiten zu bewältigen.
Pflanzenbotschaft:
„Ich geb´ dir Kraft und Wurzeln!"

Spik

Lateinischer Name: Lavandula latifolia
Pflanzenfamilie: Lippenblütler
Vorkommen: Mittelmeerländer
Gewinnung: Wasserdampfdestillation

Pflanzenteile: Blühendes Kraut
Ätherischer Ölgehalt: 1 %
Nötige Pflanzenmenge für 1 kg Essenz: 100 kg
Hauptbestandteile: Campher, Borneol, Camphen, Pinen, Ciniol, Linalool, Terpineol, Geraniol, Hexanol, Cumarin.
Anwendungen: Wirkung siehe Lavendel

Sternanis

Lateinischer Name: Illicium verum
Pflanzenfamilie: Doldenblütler
Vorkommen: China, Malaysia, Japan, Philippinen
Gewinnung: Wasserdampfdestillation
Pflanzenteile: Samen
Ätherischer Ölgehalt: 5 %
Nötige Pflanzenmenge für 1 kg Essenz: 20 kg getrocknete Samen
Hauptbestandteile: Anethol, Limonen, Safrol, Anisketon, Pinen, Cymol, Cineol, Terpineol, Phellandren
Anwendungen: Wirkung siehe Anis

Styrax

Lateinischer Name: Liquedamber orientalis
Pflanzenfamilie: Hamamelisgewächse
Vorkommen: Kleinasien, Syrien
Gewinnung: Alkoholauszug
Pflanzenteile: Harz
Ätherischer Ölgehalt: 7 %
Nötige Pflanzenmenge für 1 kg Essenz: 15 kg Harz
Hauptbestandteile: Styrol, Vanillin, Styrocamphen, Storesinol

Innere Anwendung:
Beruhigend, balsamisch, wundheilend, hustenstillend, keimtötend, entzündungswidrig, zusammenziehend, auswurffördernd.
Bei Bronchitis, Husten, Keuchhusten, Nervosität, Nervenschmerzen, Entzündungen im Mund- und Rachenraum, Menstruationsbeschwerden.
Äußere Anwendung:
Waschungen und Auflagen bei schlechtheilenden Wunden.
Einreibemittel bei Hautparasiten.
Gurgelmittel bei Zahnfleischentzündungen
Psychisch–seelische Wirkung:
Styraxöl stärkt das Selbstvertrauen und macht ehrgeizig im positiven Sinn. Es löst seelische Verhärtungen auf, gleicht Hysterie und Paranoia aus und wirkt harmonisierend bei Ärger und Reizbarkeit.
Pflanzenbotschaft:
„Ich streichle Deine Nerven!"

Tea Tree

Lateinischer Name: Melaleuca alternifolia
Pflanzenfamilie: Myrtengewächs
Vorkommen: Australien, Malaysia, Philippinen, Java
Gewinnung: Wasserdampfdestillation
Pflanzenteile: Blätter
Ätherischer Ölgehalt: 2 %
Nötige Pflanzenmenge für 1 kg Essenz: 50 kg frische Blätter
Hauptbestandteile: Terpineol, Monoterpene, Cineol, Pinen

Innere Anwendung:
Keimtötend, infektionshemmend, wundheilend, schweißtreibend.
Bei Infektionskrankheiten, Pilzbefall, Darminfektionen, geschwächtem Immunsystem, Atemwegserkrankungen
Äußere Anwendung:
Bei Fußpilz und Herpes unverdünnt auftragen, pur auf Insektenstiche, Waschungen bei Akne, Scheidenspülungen bei Pilzbefall, Waschungen und Kompressen bei schlechtheilenden Wunden, Badezusatz bei Erkältungen.

Psychisch-seelische Wirkung:
Tea Tree Öl ist angeraten bei Konzentrationsschwäche, Verwirrungen und Entscheidungsunfähigkeit.
Es unterstützt das logische Denken und zielgerichtetes Handeln. Es wirkt kühlend und lindernd bei Hitzköpfen und erregten Gemütern.
Pflanzenbotschaft:
„Ich geb' dir eine klare Sicht der Welt!"

Terpentin

Lateinischer Name: Pinus pineaster
Pflanzenfamilie: Kieferngewächse
Vorkommen: Europa, Nordamerika, Nordasien
Gewinnung: Alkoholauszug
Pflanzenteile: Harz
Ätherischer Ölgehalt: 7 %
Nötige Pflanzenmenge für 1 kg Essenz: 15 kg
Hauptbestandteile: Pinen, Dipenten, Limonen, Aceton, Camphen, Cineol, Terpineol, Tannin

Innere Anwendung:
Antiseptisch, schleimlösend, blutstillend, verdauungsfördernd, Gallensteine auflösend, antirheumatisch, auswurffördernd, schweißtreibend, durchblutungsfördernd, blutstillend, wundheilend.
Äußere Anwendung:
Einreibungen bei Rheuma, Gicht und Neuralgien, Waschungen und Kompressen bei Hauterkrankungen, Inhalation bei Bronchitis.
Psychisch-seelische Wirkung:
Terpentinöl wirkt gehirnstärkend, fördert klares Denken und belebt den Geist.
Pflanzenbotschaft:
„Ich bin der frische Wind für Deinen Geist!"

Thuja

Lateinischer Name: Thuja occidentalis
Pflanzenfamilie: Zypressengewächse
Vorkommen: Nordamerika, Mittel- und Südeuropa, Kaukasus.
Gewinnung: Wasserdampfdestillation
Pflanzenteile: Zweige
Ätherischer Ölgehalt: 2 %
Nötige Pflanzenmenge für 1 kg Essenz: 50 kg
Hauptbestandteile: Thujon, Borneol, Fenchon, Pinen, Campher, Sabinen, Terpene.
Innere Anwendung:
Schleimlösend, harntreibend, schweißtreibend, wurmtreibend, auswurffördernd, antirheumatisch. Bei Blasen- und Harnwegsinfektionen, Prostavergrößerung, Rheuma, Darmparasiten. Bei Überdosierung giftig!
Äußere Anwendung:
Pur auf Warzen, Gurgelmittel bei Halsentzündungen.
Psychisch-seelische Wirkung:
Thujaöl konfrontiert uns ganz stark mit dem Sinn unseres Lebens, mit den Kernfragen nach Leben und Tod. Es führt uns zu unseren Wurzeln, zur Einkehr, zum Innehalten. Deshalb ist es angezeigt bei geistiger Verwirrung, Ruhelosigkeit, Überreiztheit, Streß etc. Immer dort, wo es nötig ist, eine Pause einzulegen, sich zu besinnen und neue Kraft zu schöpfen. Es wirkt wie ein erholsamer Urlaub oder ein tiefer traumloser Schlaf, aus dem man zu neuen Taten erfrischt und gestärkt erwacht.
Pflanzenbotschaft:
„Geh´ in Dich und sammle Dich!"

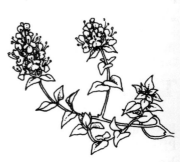

Thymian

Lateinischer Name: Thymus vulgaris
Pflanzenfamilie: Lippenblütler
Vorkommen: Mittel- und Südeuropa, Ostafrika, Indien, Nordamerika.

Gewinnung: Wasserdampfdestillation
Pflanzenteile: Kraut
Ätherischer Ölgehalt: 3 %
Nötige Pflanzenmenge für 1 kg Essenz: 30–35 kg blühendes Kraut
Hauptbestandteile: Thymol, Carvacrol, Cymol, Pinen, Menthen, Borneol, Linalool, Cineol, Pitral

Innere Anwendung:
Anregend, desinfizierend, appetitanregend, blutdrucksteigernd, krampflösend, magenstärkend, wurmtreibend, schleimlösend, nervenstärkend, harntreibend, schweißtreibend, intelligenzfördernd, menstruationsfördernd, leicht betäubend, Bildung von weißen Blutkörperchen anregend.
Bei Nervenschwäche, Immunschwäche, Erschöpfungszuständen, Keuchhusten, Bronchitis, Erkältungskrankheiten, Kreislaufstörungen, Lungenerkrankungen, Verdauungsbeschwerden, Magen- und Darminfektionen, Rheuma, Schlaflosigkeit, Blutarmut, Tuberkulose, Asthma.

Äußere Anwendung:
Verdunstung bei drohenden Infektionskrankheiten, Kompressen bei infizierten Wunden, Einreibungen und Bäder bei rheumatischen Beschwerden, Gurgelmittel bei Hals- und Zahnfleischentzündungen, pur auf Herpesbläschen, Pickel und Insektenstiche, Waschungen und Kompressen bei Akne.

Psychisch-seelische Wirkung:
Thymianöl wirkt hervorragend bei allen seelischen Schwächezuständen. Es schenkt einen starken Willen und den Mut zur Tat. Dazu aber auch Wärme und Mitgefühl für andere, so daß der Wille sich nicht hart und grausam manifestiert, sondern zum Wohle des Ganzen.

Pflanzenbotschaft:
„Ich geb´ Dir Stärke und ein weites Herz!"

Tonkabohne

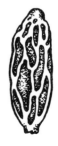

Lateinischer Name: Dipteryx odorata
Pflanzenfamilie: Schmetterlingsblütler
Vorkommen: Guayana, Brasilien, Venezuela
Gewinnung: Alkoholauszug

Pflanzenteile: Samen
Ätherischer Ölgehalt: 2 %
Nötige Pflanzenmenge für 1 kg Essenz: 50 kg
Hauptbestandteile: Cumarin, Lupeol, Betulin

Innere Anwendung:
Stimmungsaufhellend, harmonisierend, beruhigend. Bei Nervosität, Menstruationsbeschwerden, Neuralgien.
Äußere Anwendung:
Als Parfümgrundstoff, als aphrodisierendes Massageöl.
Psychisch-seelische Wirkung:
Tonkabohnenöl ist der Inbegriff von den Gefühlen, die mit den Worten: warm, süß, Karamell, Vanille verbunden sind. Es wirkt wärmend, aufnehmend, euphorisierend, antidepressiv, aphrodisisch, läßt alles heiter, gelassen und freundlich erscheinen. Ein kleines Stück vom Schlaraffenland, wo man keinen Finger rühren muß, und die Sojaburger fliegen einem in den Mund.
Pflanzenbotschaft:
„Entspann´ Dich, und genieß´ das Leben!"

Tuberose

Lateinischer Name: Polianthes tuberosa
Pflanzenfamilie: Amaryllisgewächse
Vorkommen: Mittelamerika, Südfrankreich, Nordafrika
Gewinnung: Alkoholauszug
Pflanzenteile: Blüten
Ätherischer Ölgehalt: 0,1 %
Nötige Pflanzenmenge für 1 kg Essenz: 1000 kg frische Blüten
Hauptbestandteile: Anthranilsäuremethylester, Benzylalkohol

Innere Anwendung:
Entspannend, beruhigend, euphorisierend, aphrodisisch. Bei Frigidität, Impotenz, nervösen Spannungen.
Äußere Anwendung:
In aphrodisischen Bädern und Massageölen. Als Parfümgrundstoff.

Psychisch-seelische Wirkung:
Tuberosenöl ist der Inbegriff von betörender Sinnlichkeit. Es ist eine Einladung in die Welt der Sinne, Tagträume und Zärtlichkeit. Umhüllend, schwebend, halb wachend, halb träumend, fließend, hingegeben, genießend. Eine schwere Süße löst uns aus dem Alltag, verzaubert uns und führt uns in orientalische Paläste, in die Märchen von 1001 Nacht.
Pflanzenbotschaft:
„Fühle und genieße!"

Vanille

Lateinischer Name: Vanilla planifolia
Pflanzenfamilie: Orchideengewächse
Vorkommen: Mittel- und Südamerika, Java, Ceylon, Seychellen, Komoren, Ostafrika
Gewinnung: Alkoholauszug
Pflanzenteile: Samen
Ätherischer Ölgehalt: 3 %
Nötige Pflanzenmenge für 1 kg Essenz: 30–35 kg
Hauptbestandteile: Vanillin, Vanillylalkohol, Cumarin

Innere Anwendung:
Menstruationsfördernd, beruhigend, entspannend, aphrodisierend. Bei Nervosität, Frustration, sexuellen Schwierigkeiten.
Äußere Anwendung:
In aphrodisischen Massage- und Badeölen.
Psychisch-seelische Wirkung:
Kaum ein anderes Öl hat eine solch besänftigende und beruhigende Wirkung auf Ärger, Zorn, Frustration, Angst etc. Beim Geruch von Vanilleöl kann eigentlich niemand böse bleiben oder werden. All die süßen Genüsse von Schokolade, Pudding und Eiscreme tauchen auf und gewinnen uns für die sonnige Seite des Lebens. Es ist die Essenz des süßen Genießens, die uns ganz stark in unsere Kindheit zurückführt.
Pflanzenbotschaft:
„Das Leben zum Genießen da!"

Veilchen

Lateinischer Name: Viola odorata
Pflanzenfamilie: Veilchengewächse
Vorkommen: Europa
Gewinnung: Alkoholauszug
Pflanzenteile: Wurzel, blühendes Kraut
Ätherischer Ölgehalt: 0,02 %
Nötige Pflanzenmenge für 1 kg Essenz: 5000 kg
Hauptbestandteile: Violutosid, Odoratin, Violin, Nitropropinsäure, Cyanin, Salizylsäure

Innere Anwendung:
Antiseptisch, wundheilend, schmerzstillend, auswurffördernd, pilzhemmend, abführend, blutreinigend. Bei Rheuma, Keuchhusten, Husten, Bronchitis, Drüsenschwellungen, Blasenleiden.
Äußere Anwendung:
Als Auflage bei Hautleiden. Als Parfümgrundstoff.
Psychisch-seelische Wirkung:
Veilchenöl wirkt extrem schmerz- und wundheilend auf die Seele. Nach seelischen Schocks und Verletzungen lindert es die Schmerzen erheblich. Er tröstet bei Verlusten, Trennungen und anderen Schicksalsschlägen. Ja sogar Selbstmordgedanken werden beschwichtigt. In kindlicher, unschuldiger Weise nimmt es der seelischen Nacht ihre Schwärze.
Pflanzenbotschaft:
„Komm´ her, ich tröste Dich!"

Verbene

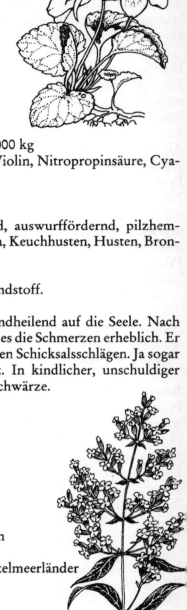

Lateinischer Name: Lippia citriodora kunth
Pflanzenfamilie: Verbenengewächse
Vorkommen: Mittel- und Südamerika, Mittelmeerländer
Gewinnung: Wasserdampfdestillation
Pflanzenteile: Kraut

Ätherischer Ölgehalt: 0,2 %
Nötige Pflanzenmenge für 1 kg Essenz: 500 kg
Hauptbestandteile: Limonen, Geraniol, Citral, Sesquiterpen, Myrcen

Innere Anwendung:
Krampflösend, verdauungsfördernd, schlaffördernd, magenstärkend, antiseptisch.
Bei Schlafstörungen, Magen- und Darmbeschwerden, Nervosität, Koliken, Krämpfen.
Äußere Anwendung:
Zusatz für schlaffördernde Bäder.
Psychisch-seelische Wirkung:
Nach den Aufregungen des Tages nimmt das Verbenenöl Streß und Unruhe von uns. Es entspannt und beruhigt die Gedanken, die sich immer im Kreise drehen. Der erste Effekt ist reinigend und erfrischend für die Seele, der zweite beruhigend.
Pflanzenbotschaft:
„Ich wasch´ Dich rein und schenk´ Dir Ruh!"

Vetiver

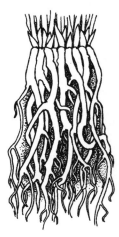

Lateinischer Name: Vetiveria zizanoides
Pflanzenfamilie: Graspflanze
Vorkommen: Indien, Ceylon, Java, Nordamerika, Philippinen, Réunion
Gewinnung: Wasserdampfdestillation
Pflanzenteile: Wurzel
Ätherischer Ölgehalt: 2 %
Nötige Pflanzenmenge für 1 kg Essenz: 50 kg getrocknete Wurzeln
Hauptbestandteile: Vetiveron, Vetiron, Vetivazulen, Vetoon, Furfurol, Benzoesäure, Palmitinsäure

Innere Anwendung:
Schweißtreibend, antiseptisch, verdauungsfördernd, nervenstärkend. Bei Nervosität, Depressionen.

Äußere Anwendung:
Aphrodisisches Massageöl, als Parfümgrundstoff, Hautpflege bei alternder, müder Haut, bei Verdunstung insektenabweisend.

Psychisch-seelische Wirkung:
Vetiveröl bringt den Menschen in Verbindung mit den Erdkräften, aus denen er Regeneration und Stärkung erfährt. Für abgehobene Phantasten, die den Kontakt zu ihren Wurzeln verloren haben, ein ideales Öl. Es bringt uns wieder stark in Verbindung mit unserem eigenen Körper und dabei auch mit unserer Sexualität. Dies geschieht auf eine starke, ruhige und erdverbundene Art.

Pflanzenbotschaft:
„Spür´ die Kraft, die in Dir steckt!"

Wacholder

Lateinischer Name: Juniperus communis
Pflanzenfamilie: Zypressengewächse
Vorkommen: Europa, Nordasien, Nordafrika, Nordamerika
Gewinnung: Wasserdampfdestillation
Pflanzenteile: Holz, Beeren
Ätherischer Ölgehalt: 3 %
Nötige Pflanzenmenge für 1 kg Essenz: 30–35 kg
Hauptbestandteile: Pinen, Sabinen, Camphen, Cadinen, Juniperol, Terpineol, Juniperin, Junen

Innere Anwendung:
Belebend, anregend, Harnsäure lösend, antiseptisch, magenstärkend, blutreinigend, schlaffördernd, wassertreibend, menstruationsfördernd, durchblutungsfördernd, blutdrucksteigernd, appetitanregend, entgiftend.
Bei Rheuma, Arthritis, Blasenentzündungen, Harnsteinen, Erkältungskrankheiten, Atemwegsbeschwerden, Hämorrhoiden, Diabetes, Arterienverkalkung, Darminfektionen, Menstruationsbeschwerden, Nierensteinen, Leberentzündung.

Äußere Anwendung:
Waschungen und Kompressen bei Hautentzündungen, Einreibung bei rheumatischen Beschwerden und Cellulite, Bäder bei Menstruationsbeschwerden, Inhalation bei Infektionskrankheiten.

Psychisch-seelische Wirkung:
Wacholderöl gibt innere Stärke und Zuversicht. Es hilft ganz besonders an den Tagen, wo überhaupt nichts klappt und man am liebsten alles hinwerfen möchte. Es hilft uns, Emotionen loszulassen, die uns abhängig machen und versklaven. Das Gefühlsleben verliert seine krankhafte Dominanz und gliedert sich wieder als Teilaspekt in den gesamten Seelenhaushalt ein. Er reinigt die Gefühlswelt, wenn man von anderen Menschen „schlechte Schwingungen" abbekommen hat.

Pflanzenbotschaft:
„Stark und ruhig kannst Du in´s Leben gehen!"

Weihrauch

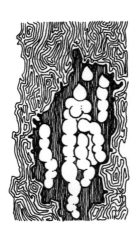

Lateinischer Name: Boswellia thurifera
Pflanzenfamilie: Balsambaumgewächse
Vorkommen: Afrika, Arabien
Gewinnung: Alkoholauszug
Pflanzenteile: Harz
Ätherischer Ölgehalt: 7 %
Nötige Pflanzenmenge für 1 kg Essenz: 10–15 kg
Haupbestandteile: Pinen, Dipenten, Phellandren, Olibanol
Innere Anwendung: Antiseptisch, zusammenziehend, sedativ, hautpflegend, uteruswirksam, gefäßverengend, verdauungsfördernd, harntreibend. Bei Bronchitis, Schnupfen, Stirnhöhlenkatarrh, Husten, Kehlkopfentzündung, Harnwegsinfektionen, Nierenleiden, Asthma
Äußere Anwendung:
Waschung und Auflagen bei eiternden Wunden. Hautpflege bei alternder Haut. Verdunstung zur Meditation.

Psychisch-seelische Wirkung:
Weihrauchöl schlägt eine Brücke von der materiellen zur spirituellen Welt. Es öffnet die Seele für größere Zusammenhänge und schenkt Staunen und Ehrfurcht vor dem „Wunder Leben". Es schenkt Verstehen für die Lebensgesetze und fördert die Meditation.
Pflanzenbotschaft:
„Ich schenke heiliges Verstehen!"

Wermut

Lateinischer Name: Artemisia absinthium
Pflanzenfamilie: Korbblütler
Vorkommen: Europa, Nordafrika, Asien, Nordamerika
Gewinnung: Wasserdampfdestillation
Pflanzenteile: Kraut
Ätherischer Ölgehalt: 1 %
Nötige Pflanzenmenge für 1 kg Essenz: 100 kg frisches Kraut
Hauptbestandteile: Thujol, Absinthol, Phellandren, Cadinen, Azulen, Cineol, Pinen, Salicylsäure

Innere Anwendung:
Entzündungshemmend, verdauungsfördernd, appetitanregend, magenstärkend, menstruationsfördernd, krampflösend, wurmtreibend.
Bei Durchblutungsstörungen, Durchfall, Magen- und Darminfektionen, Koliken, Krämpfen, Rheuma, Darmparasiten.
Äußere Anwendung:
Massageöl zur besseren Durchblutung. Einreibungen bei Pilzbefall. Gurgelmittel bei Mund- und Racheninfektionen.
Psychisch-seelische Wirkung:
Wermutöl hilft in der tiefen Nacht der Seele, wenn sie so stark überlastet war, daß sie sich total isoliert hat. Es regt den gesamten Fluß der Lebensenergie wieder an. Die konzentrierte Kraft des Wermutöles führt wieder heraus aus Dunkelheit und Verbitterung, hin zur Sonne und Süße des Lebens.
Pflanzenbotschaft:
„Das Bittere führt hin zur Süße!"

Wintergreen

Lateinischer Name: Gaultheria procumbens
Pflanzenfamilie: Erikagewächse
Vorkommen: Nordamerika
Gewinnung: Wasserdampfdestillation
Pflanzenteile: Blätter
Ätherischer Ölgehalt: 0,8 %
Nötige Pflanzenmenge für 1 kg Essenz: 125 kg getrocknete Blätter
Hauptbestandteile: Methylsalicylat, Triacontan, Ketone, Ester

Innere Anwendung:
Appetitanregend, verdauungsfördernd, tonisierend, antirheumatisch, durchblutungsfördernd, antiseptisch. Bei Magen- und Darmschwäche, Rheuma, Gicht, mangelnder Durchblutung.

Äußere Anwendung:
Einreibung bei rheumatischen Beschwerden. Sportöl zur Massage vor Belastungen.

Psychisch-seelische Wirkung:
Wintergreenöl ist angesagt bei geistiger Trägheit und Erstarrung. Wenn aus Bequemlichkeit oder Ignoranz unzählige Vorurteile bestehen, und der Mensch die Bereitschaft verloren hat, unvoreingenommen Situationen und Meinungen auf sich wirken zu lassen, gibt ihm Wintergreenöl die Chance, sein Schablonendenken und -fühlen aufzugeben.

Pflanzenbotschaft:
„Das Leben ist immer neu, vergiß Deine alten Muster!"

Wurmsamen

Lateinischer Name: Chenopodium anthelminticum
Pflanzenfamilie: Gänsefußgewächs
Vorkommen: Nord- und Mittelamerika, Mitteleuropa, Nordafrika
Gewinnung: Wasserdampfdestillation
Pflanzenteile: Kraut

Ätherischer Ölgehalt: 1 %
Nötige Pflanzenmenge für 1 kg Essenz: 100 kg blühendes Kraut
Hauptbestandteile: Ascaridol, Cymol, Terpinen, Limonen, Camphen, Safrol

Innere Anwendung:
Wurmtreibend, abführend, magen stärkend. Bei Darmparasiten (Spul-, Haken-, Maden- und Fadenwürmern), Verdauungsschwäche, Nervosität.
Äußere Anwendung:
Einreibung bei Hautparasiten.
Psychisch-seelische Wirkung:
Wurmsamenöl vertreibt all´ die negativen dunklen Wolken, welche die Seele beschatten, so zum Beispiel Wut, Geiz, Eifersucht, Neid, Ablehnung, Vorurteile, Überheblichkeit etc. Dies geschieht auf sehr direkte und kräftige Art. Nicht geeignet für sehr zarte Gemüter.
Pflanzenbotschaft:
„Ich entsorg´ Dir Deinen Seelenmüll!"

Ylang-Ylang

Lateinischer Name: Canaga odorata
Pflanzenfamilie: Magnoliengewächse
Vorkommen: Java, Sumatra, Philippinen, Komoren, Madagaskar, Réunion, Indien
Gewinnung: Wasserdampfdestillation
Pflanzenteile: Blüten
Ätherischer Ölgehalt: 2 %
Nötige Pflanzenmenge für 1 kg Essenz: 50 kg frische Blüten
Hauptbestandteile: Linalol, Safrol, Eugenol, Geraniol, Pinen, Sesquiterpene, Cadinen

Innere Anwendung:
Beruhigend, blutdrucksenkend, aphrodisisch, atem- und herzfrequenzsenkend.
Bei Schlaflosigkeit, Nervosität, Impotenz, Darminfektionen, Bluthochdruck, Menstruationsbeschwerden, Krämpfen.

Äußere Anwendung:
Zur Gesichtspflege bei fetter Haut, als aphrodisischer Badezusatz und Parfümgrundstoff, als Verdampfung zum Entspannen und Träumen.
Psychisch-seelische Wirkung:
Ylang-Ylang-Öl schenkt Geborgenheit und Vertrauen. Das Gefühl, sich vollkommen fallenlassen zu können. Es öffnet die Schranken, hinter denen die Emotionen eingesperrt sind. Lachen, Weinen, alles kann wieder fließen, für alles ist plötzlich wieder Raum und Möglichkeit. Die Stimmung wird heller, leichter, ausgelassener, manchmal sogar euphorisch. Es verbreitet eine weiche, süße, erotische Stimmung. Das Lieblingsöl für tantrische Rituale.
Pflanzenbotschaft:
„Laß´ Dich fallen und genieße!"

Ysop

Lateinischer Name: Hyssopus officinalis
Pflanzenfamilie: Lippenblütler
Vorkommen: Süd- und Osteuropa. Asien
Gewinnung: Wasserdampfdestillation
Pflanzenteile: Kraut
Ätherischer Ölgehalt: 0,5 %
Nötige Pflanzenmenge für 1 kg Essenz: 200 kg frische Pflanzen
Hauptbestandteile: Pinocamphen, Pinen, Sesquiterpene

Innere Anwendung:
Beruhigend, entzündungshemmend, verdauungsfördernd, auswurffördernd, blutdrucksteigernd, magenstärkend, wurmtreibend, schleimlösend, menstruationsfördernd, herzstärkend, blutreinigend.
Bei Husten, Erkältung, Bronchitis, Asthma, Halsentzündung, Magenbeschwerden, Heuschnupfen, Appetitlosigkeit, Rheuma, Harnsteinen.
Äußere Anwendung:
Wundheilend als Waschung oder Kompresse. Einreibung bei Ekzemen und Geschwüren, als Verdunstung bei Infektionskrankheiten.

Psychisch-seelische Wirkung:
Wenn die Seele in innerer und äußerer Kälte erstarrt, hilft Ysopöl, das Eis zu schmelzen und die Wärme des eigenen Herzens wieder spürbar zu machen. Ysopöl eignet sich sehr gut zur Konzentration bei geistiger Arbeit, zur sachlichen Klärung von Schwierigkeiten und zum Ordnen von wirren Gedanken.
Pflanzenbotschaft:
„Ich helfe Dir, Dein Chaos zu ordnen!"

Zeder

Lateinischer Name: Juniperus virginiana
Pflanzenfamilie: Zypressengewächse
Vorkommen: Südeuropa, Nordafrika, Mittel- und Nordamerika
Gewinnung: Wasserdampfdestillation
Pflanzenteile: Holz
Ätherischer Ölgehalt: 3 %
Nötige Pflanzenmenge für 1 kg Essenz: 30 kg
Hauptbestandteile: Cedren, Cedrol, Cedranol, Thujopsen, Cuparen, Widorol, Terpene

Innere Anwendung:
Nervenberuhigend, kräftigend, entzündungshemmend, auswurffördernd. Bei Atem- und Harnwegsinfekten, Nervenschmerzen, Hautentzündungen.
Äußere Anwendung:
Kompressen oder Waschungen bei Hauterkrankungen wirken sehr balsamisch und hautberuhigend, in Kosmetika für Männer, zur Insektenabwehr als Verdunstung oder im Wäscheschrank. Holzwürmer meiden Zedernholz.
Psychisch-seelische Wirkung:
Bei starker Nervosität und Aufgekratztsein wirkt Zedernholzöl beruhigend und besänftigend. Für dünnhäutige Menschen, die in dieser stark materiellen und rauhen Welt einen zusätzlichen Schutzmantel brauchen. Es erdet, wenn wir an mehreren Luftschlössern gleichzeitig bauen.
Pflanzenbotschaft:
„Nimm´ Dir Zeit, wende Dich nach innen, da ist Deine Heimat!"

Zimt

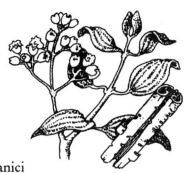

Lateinischer Name: Cinnamomum ceylanici
Pflanzenfamilie: Lorbeergewächse
Vorkommen: Ceylon, Ostindien, Philippinen, Südamerika, Seychellen
Gewinnung: Wasserdampfdestillation
Pflanzenteile: Rinde, Blätter, Blüten
Ätherischer Ölgehalt: 1,25 %
Nötige Pflanzenmenge für 1 kg Essenz: 80 kg
Hauptbestandteile: Zimtaldehyd, Eugenol, Furfurol, Benzaldehyd, Caryophyllen, Phellandren, Pinen, Cymol

Innere Anwendung:
Magen- und herzstärkend, anregend, durchwärmend, verdauungsfördernd, krampflösend, blutstillend, antiseptisch, durchblutungsfördernd, wurmtreibend, adstringierend, menstruationfördernd.
Bei Schwächezuständen, Unterkühlung, Grippe, Erkältungskrankheiten, Darminfekten, Durchfall, inneren Blutungen, Muskelschmerzen.

Äußere Anwendung:
Einreibung bei Hautparasiten, Verdampfung bei Erkältungskrankheiten, Mundspülungen bei Zahnfleischblutungen, Massageöl bei rheumatischen Beschwerden.

Psychisch-seelische Wirkung:
Zimtöl schenkt emotionale Wärme und Geborgenheit. Es löst seelische Verspannungen und Verhärtungen auf und regt zum Träumen und Phantasieren an. Es ist ein hervorragendes Öl für Menschen, die von Gefühlskälte, Verlustängsten und Mißgunst geplagt werden. Es öffnet und wärmt das Herz und stärkt die Nerven.

Pflanzenbotschaft:
„Ich geb´ Dir Wärme zum Leben und Lieben!"

Zirbelkiefer

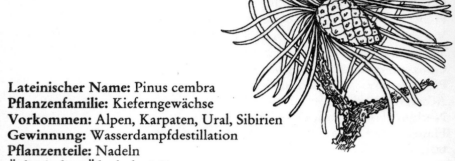

Lateinischer Name: Pinus cembra
Pflanzenfamilie: Kieferngewächse
Vorkommen: Alpen, Karpaten, Ural, Sibirien
Gewinnung: Wasserdampfdestillation
Pflanzenteile: Nadeln
Ätherischer Ölgehalt: 1 %
Nötige Pflanzenmenge für 1 kg Essenz: 100 kg
Hauptbestandteile: Pinen, Cadinen, Phellandren, Sylvestren, Limonen, Dipenten, Anisaldehyd

Innere Anwendung:
Stärkend, antiseptisch, schleimlösend, auswurffördernd, durchblutungsfördernd, antirheumatisch.
Bei Husten, Bronchitis, Nasennebelhöhlenerkrankungen, Tuberkulose, Asthma.
Äußere Anwendung:
Kompressen bei Neuralgien, Einreibung bei Muskelschmerz und rheumatischen Beschwerden, als Verdampfung insektenabweisend.
Psychisch-seelische Wirkung:
Zirbelkiefernöl hilft den Menschen, denen es an Mut, Ausdauer und Selbstvertrauen fehlt. Es stärkt das Freiheitsgefühl, und den Glauben an die eigene Einzigartigkeit. Es hilft, Situationen durchzustehen, in denen man alleine mit seiner Meinung gegen alle anderen steht. Es gibt die Kraft, sich nicht den Normen und Erwartungen zu beugen, sondern dem eigenen Weg treu zu bleiben.
Pflanzenbotschaft:
„Ich geb´ Dir Mut und Stärke, zu Dir selbst zu steh´n!"

Zitrone

Lateinischer Name: Citrus limonum
Pflanzenfamilie: Rautengewächse
Vorkommen: Südeuropa, Israel, Indien, Südamerika
Gewinnung: Kaltpressung
Pflanzenteile: Fruchtschale
Ätherischer Ölgehalt: 1,5 %
Nötige Pflanzenmenge für 1 kg Essenz: 60–70 kg (etwa 3000 Früchte)
Hauptbestandteile: Pinen, Limonen, Phellandren, Camphen, Linalol, Citral, Citronellal

Innere Anwendung:
Blutreinigend, blutstillend, blutdrucksenkend, antibakteriell, weiße Blutkörperchen aktivierend, fiebersenkend, herzstärkend, entschlackend, gefäßstärkend, abwehrsteigernd.
Bei Arthritis, Blutarmut, Rheuma, Appetitlosikeit, Halsschmerzen, Infektionskrankheiten, Leber- und Gallenleiden, Verdauungsbeschwerden, Krampfadern, Venenentzündungen, Fieber, Asthma, Harnleiterentzündungen.

Äußere Anwendung:
Auf blutende Wunden getropft, stoppt es die Blutung, pur auf Warzen und Insektenstiche, zur Pflege fetter und unreiner Haut, als Gurgelwasser bei Halsschmerzen und Mandelentzündung, als Verdampfung zur Erfrischung und Reinigung der Raumluft.

Psychisch-seelische Wirkung:
Zitronenöl bringt frischen Wind in die Seele und reinigt sie von angesammeltem Staub der Vergangenheit. Es führt unmittelbar ins Hier und Jetzt. Bei geistiger Schwere und Unbeweglichkeit, wenn das Gefühl sich verstärkt, seine Freiheit verloren zu haben, gibt das Zitronenöl etwas von der ursprünglichen Leichtigkeit und Frische zurück.

Pflanzenbotschaft:
„Ich bin der frische Wind für Deine Segel!"

Zwiebel

Lateinischer Name: Allium cepa
Pflanzenfamilie: Liliengewächse
Vorkommen: Asien, Ägypten, Europa, Mexiko
Gewinnung: Wasserdampfdestillation
Pflanzenteile: Knolle
Ätherischer Ölgehalt: 0.01 %
Nötige Pflanzenmenge für 1 kg Essenz: 10000 kg frische Knollen
Hauptbestandteile: Cycloylliin, Methylalliin, Dihydroalliin

Innere Anwendung:
Blutdrucksenkend, auswurffördernd, appetitanregend, verdauungsfördernd, abführend, sekretionsanregend, antirheumatisch, antiseptisch, blutzuckersenkend, wurmtreibend.
Bei allgemeiner Schwäche, Stoffwechselstörungen, Wassersucht, Rheuma, Gicht, Arthritis, Gallensteinen, Durchfall, Blasen- und Harnwegsinfekten, Grippe, Verdauungsbeschwerden, Arteriosklerose, Prostatabeschwerden, Darmparasiten.
Äußere Anwendung:
Auf Insektenstiche getupft, Auflagen und Waschungen bei Wunden und Geschwüren.
Psychisch-seelische Wirkung:
Zwiebelöl vertreibt negative Gedanken und Trübsinn, besonders dann, wenn uns von außen jemand etwas Schlechtes wünscht. Es schafft eine Art Schutzwall, daß uns diese schlechten Schwingungen erst gar nicht erreichen.
Pflanzenbotschaft:
Ich vertreibe die bösen Geister!"

Zypresse

Lateinischer Name: Cupressus sempervirens
Pflanzenfamilie: Zypressengewächse
Vorkommen: Mittel- und Südeuropa, Algerien, Libanon, Iran

Gewinnung: Wasserdampfdestillation
Pflanzenteile: Früchte und Zweigspitzen
Ätherischer Ölgehalt: 1 %
Nötige Pflanzenmenge für 1 kg Essenz: 100 kg
Hauptbestandteile: Pinen, Camphen, Sylvestren, Cymen, Sabinol

Innere Anwendung:
Adstrigierend, krampflösend, schweißhemmend, nervenstärkend, venenstärkend, harntreibend, antirheumatisch, antiseptisch.
Bei Hämorrhoiden, Krampfadern, Durchfall, Grippe, Menstruationsbeschwerden, Rheuma, Husten, Heiserkeit, Keuchhusten, Wechseljahresbeschwerden.

Äußere Anwendung:
In Cellulitepräparaten und Hämorrhoidencremes, zum Gurgeln bei Zahnfleischentzündung.

Psychisch-seelische Wirkung:
Zypressenöl hilft der Konzentrationsfähigkeit, sich auf das Wesentliche zu beschränken und nicht in der riesigen Vielfalt von Eindrücken unterzugehen. Es tröstet bei Kummer und Leid, wirkt nervenstärkend und -beruhigend.

Pflanzenbotschaft:
„Konzentrier' Dich auf das Wesentliche!"

Die verschiedenen Anwendungsmöglichkeiten von ätherischen Ölen

Abortiv: Basilikum, Majoran, Myrrhe, Origanum, Petersilie, Salbei, Thymian, Wermut

Abstillen: Minze, Salbei

Abszeß: Kamille, Knoblauch, Lavendel, Nelke, Origanum, Thymian, Zwiebel

Abwehrschwäche: Angelika, Cajeput, Eukalyptus, Galgant, Kalmus, Niaouli, Salbei, Tea Tree, Thymian

Akne: Bergamotte, Cajeput, Eukalyptus, Kamille, Niaouli, Sandelholz, Tea Tree, Wacholder, Zitrone

Allergie: Cajeput, Geranium, Immortelle, Kamille, Lavendel, Melisse, Rose

Alpträume: Geranium, Kamille, Lavendel, Neroli, Petitgrain, Rose, Sandelholz, Weihrauch

Alterserscheinungen: Bohnenkraut, Kardamom, Kalmus, Knoblauch, Majoran, Origanum, Rosmarin, Thymian, Zwiebel

Anämie: Kamille Röm., Thymian, Zitrone

Angst: Benzoe, Geranium, Jasmin, Kamille, Patchouli, Perubalsam, Rose, Sandelholz, Tonkabohne, Weihrauch, Ylang-Ylang

Angina: Bergamotte, Cajeput, Ingwer, Salbei, Tea Tree, Thymian, Zitrone

Ansteckungsgefahr: Cajeput, Eukalyptus, Knoblauch, Lavendel, Nelke, Pfefferminz, Salbei, Tea Tree, Thymian, Wacholder

Antidepressivum: Bergamotte, Geranium, Jasmin, Mairose, Patchouli, Rose, Rosenholz, Sandelholz, Tuberose, Ylang-Ylang

Antriebsschwäche: Bohnenkraut, Ingwer, Kardamom, Lemongras, Origanum, Thymian, Zitrone

Aphrodisierend: Geranium, Honig absolue, Hyazinthe, Jasmin, Kardamom, Mairose, Moschus absolue, Muskatnuß, Patchouli, Perubalsam, Rose,

Rosenholz, Sandelholz, Tuberose, Vanille, Veilchen, Vetiver, Ylang-Ylang

Appetitlosigkeit: Anis, Bergamotte, Estragon, Fenchel, Ingwer, Kalmus, Knoblauch, Koriander, Kümmel, Muskatnuß, Origanum, Pfeffer, Salbei, Ysop, Zitrone

Arteriosklerose: Knoblauch, Majoran, Rosmarin, Wacholder, Zitrone, Zwiebel

Asthma: Anis, Benzoe, Bergbohnenkraut, Cajeput, Eukalyptus, Fichte, Lavendel, Majoran, Myrte, Niaouli, Origanum, Pfefferminze, Rosmarin, Salbei, Thymian, Wacholder, Ysop, Zitrone, Zirbelkiefer, Zypresse

Aufregung: Benzoe, Cananga, Geranium, Jasmin, Kamille, Mairose, Melisse, Neroli, Rose, Rosenholz, Sandelholz, Veilchen, Vetiver, Weihrauch.

Augenentzündung: Geranium, Kamille, Lavendel, Rose, Zitrone.

Augenschwäche: Angelika, Fenchel, Geranium, Kalmus, Kamille, Rose.

Ausfluß: Cajeput, Zedernholz, Myrrhe, Patchouli, Rose, Sandelholz, Wacholder, Weihrauch, Zypresse.

Bauchschmerzen: Anis, Fenchel, Kamille, Kümmel, Lavendel, Melisse, Rose.

Beklemmung: Bergamotte, Jasmin, Lavendel, Mandarine, Melisse, Muskatellersalbei, Neroli, Rose, Rosenholz, Sandelholz, Weihrauch, Ylang-Ylang.

Bettnässen: Wacholder, Zypresse.

Bindegewebsschwäche: Orange, Pampelmuse, Wacholder, Zitrone, Zypresse.

Blähungen: Anis, Bohnenkraut, Cumin, Estragon, Fenchel, Galgant, Ingwer, Kalmus, Kardamom, Koriander, Kümmel, Majoran, Origanum, Thymian, Ysop, Zimt.

Blasen: Benzoe, Lavendel, Perubalsam.

Blasenentzündung: Cajeput, Eukalyptus, Fenchel, Fichte, Lavendel, Myrte, Pampelmuse, Pfefferminze, Sandelholz, Terpentin, Thuja, Thymian, Wacholder, Zeder, Zimt.

Blaue Flecken: Arnika, Fenchel, Kamille, Lavendel, Ysop.

Blutdruck (hoch): Basilikum, Knoblauch, Lavendel, Majoran, Melisse, Neroli, Ylang-Ylang.

Blutdruck (niedrig): Kampfer, Pfefferminze, Rosmarin, Salbei, Terpentin, Thymian, Ysop.

Blutreinigung: Lemongras, Wacholder, Zitrone.

Blutungen: Eukalyptus, Geranium, Myrrhe, Rose, Zitrone, Zypresse.

Brandwunden: Cajeput, Eukalyptus, Kamille, Myrte, Lavendel, Rosmarin, Salbei.

Brechreiz: Anis, Fenchel, Pfefferminze, Rosmarin, Zitrone.

Bronchitis: Anis, Basilikum, Benzoe, Bohnenkraut, Cajeput, Eukalyptus, Fenchel, Fichte, Immortelle, Kampfer, Lavendel, Majoran, Pfefferminze, Rosmarin, Salbei, Terpentin, Thymian, Weihrauch, Ysop, Zirbelkiefer.

Brustwarzen (entzündete): Geranium, Mairose, Rose.

Busen (zu groß): Bergamotte, Wacholder, Zitrone, Zypresse.

Busen (zu klein): Geranium, Jasmin, Rose, Ylang-Ylang.

Cholera: Cajeput, Eukalyptus, Niaouli.

Cholesterinspiegel (zu hoch): Rosmarin, Thymian.

Darminfektion: Basilikum, Bergamotte, Cajeput, Geranium, Immortelle, Kamille, Knoblauch, Lavendel, Myrte, Pfefferminze, Rosmarin, Tea Tree, Terpentin, Thymian, Ysop, Zitrone, Zwiebel.

Darmgeschwüre: Kamille, Zitrone.

Darmkoliken: Anis, Angelika, Basilikum, Bergamotte, Cajeput, Fenchel, Galgant, Kamille, Lavendel, Melisse, Origanum, Pfefferminze, Rose, Wacholder.

Darmparasiten: Bergamotte, Bohnenkraut, Cajeput, Estragon, Eukalyptus, Fenchel, Kamille, Knoblauch, Kümmel, Lavendel, Myrte, Pfefferminze, Terpentin, Thuja, Thymian, Wurmsamen, Ysop, Zimt, Zitrone, Zwiebel.

Depression: Bergamotte, Geranium, Jasmin, Lavendel, Lemongras, Neroli, Rose, Rosenholz, Veilchen, Ylang-Ylang, Zitrone.

Desinfizierung (Luft): Eukalyptus, Lavendel, Nelke, Origanum, Salbei, Tea Tree, Thymian, Wacholder, Zimt.

Desinfizierung (Wasser): Myrte, Salbei, Zitrone.

Diabetes: Eukalyptus, Geranie, Salbei, Wacholder, Zwiebel.

Diphterie: Bergamotte.

Durchblutung (mangelnde): Cassia, Kampfer, Muskatnuß, Pfeffer, Piment, Rosmarin, Thymian, Zimt.

Durchfall: Bitterorange, Bohnenkraut, Cassia, Eukalyptus, Galgant, Geranium, Ingwer, Kalmus, Kamille, Knoblauch, Lavendel, Muskatnuß, Myrrhe, Pfeffer, Pfefferminze, Rosmarin, Sandelholz, Thymian, Wacholder, Zimt, Zitrone, Zypresse.

Eierstockerkrankung: Salbei, Zypresse.

Eifersucht: Baldrian, Geranium, Jasmin, Kamille, Perubalsam, Tuberose, Ylang-Ylang.

Einsamkeit: Fenchel, Honig absolue, Ingwer, Kamille.

Ekzem: Bergamotte, Geranium, Lavendel, Kamille, Knoblauch, Salbei, Wacholder, Ysop, Zeder.

Entgiftung: Fenchel, Kamille röm., Wacholder, Zitrone.

Entkalkung: Zitrone.

Entscheidungsschwäche: Eukalyptus, Lemongras, Muskatellersalbei, Rosmarin, Salbei, Zitrone.

Epilepsie: Basilikum, Lavendel, Rosmarin.

Erbrechen: Anis, Basilikum, Cajeput, Kampfer, Kardamom, Lavendel, Melisse, Pfefferminze, Sandelholz, Zitrone.

Erkältung: Anis, Benzoe, Cajeput, Eukalyptus, Ingwer, Kamille, Kampfer, Knoblauch, Latschenkiefer, Lavendel, Majoran, Myrrhe, Niaouli, Pfefferminze, Rosmarin, Salbei, Thymian, Ysop, Zimt, Zitrone, Zirbelkiefer.

Erschöpfung (geistige): Angelika, Basilikum, Cajeput, Kampfer, Kardamom, Muskatellersalbei, Nelke, Pfefferminze, Rosmarin, Thymian, Ysop, Zitrone.

Erschöpfung (körperliche): Basilikum, Ingwer, Knoblauch, Majoran, Muskatnuß, Nelke, Petersilie, Rosmarin, Salbei, Sellerie, Thymian, Wacholder, Zimt, Zwiebel.

Existenzangst: Angelika, Fenchel, Honig absolue, Kamille, Rose, Thuja, Wacholder, Wermut, Zirbelkiefer.

Falten: Karottensamen, Myrrhe, Neroli, Weihrauch.

Fanatismus: Eukalyptus, Pfefferminze, Wermut, Zitrone.

Fettsucht: Bergamotte, Fenchel, Limette, Wacholder, Zitrone, Zwiebel, Zypresse.

Fieber (senkend): Basilikum, Bergamotte, Cajeput, Eukalyptus, Ingwer, Kampfer, Lavendel, Melisse, Pfeffer, Pfefferminze, Rosmarin, Sassafras, Tea Tree, Ysop, Zitrone.

Fisteln: Lavendel, Myrte, Niaouli.

Flechten: Geranie, Kamille, Zitrone.

Flöhe: Cajeput, Eukalyptus, Geranium, Lavendel, Nelke, Niaouli, Rosmarin, Zitrone.

Frigidität: Geranium, Jasmin, Muskatellersalbei, Rose, Sandelholz, Tuberose, Ylang-Ylang.

Frostbeulen: Geranium, Kamille, Majoran, Pfeffer, Rose, Rosmarin, Wacholder, Zitrone, Zypresse.

Furunkel: Bergamotte, Kamille, Lavendel, Thymian, Wacholder, Zitrone, Zwiebel.

Fußpilz: Lavendel, Myrrhe, Pfefferminze, Tea Tree.

Gallenblasenentzündung: Fichtennadel, Petersilie, Rose, Rosmarin.

Gallensteine: Bergamotte, Eukalyptus, Fichtennadel, Lavendel, Muskatnuß, Petersilie, Pfefferminze, Rosmarin, Terpentin, Zwiebel.

Gastritis: Geranium, Kamille, Rose, Pfefferminze, Zitrone.

Gebärmutterleiden: Jasmin, Melisse, Muskatellersalbei, Myrrhe, Petersilie, Rose, Weihrauch, Zypresse.

Geburtsschmerzen: Jasmin, Lavendel, Muskatellersalbei, Myrrhe, Salbei.

Gedächtnisschwäche: Basilikum, Eukalyptus, Kardamom, Majoran, Nelke, Rosmarin, Salbei, Sassafras, Ysop, Verbene, Zirbelkiefer.

Gehirntätigkeit (stimulierend): Angelika, Basilikum, Bohnenkraut, Cassia,

Kalmus, Kardamom, Nelke, Rosmarin, Thymian, Weihrauch.

Geistige Überanstrengung: Basilikum, Bohnenkraut, Nelke, Rosmarin, Thymian, Zwiebel.

Geiz: Jasmin, Magnolie, Rose, Tuberose, Ylang-Ylang.

Gelbsucht: Geranium, Kamille, Pfefferminze, Rosmarin, Thymian, Zitrone, Zwiebel, Zypresse.

Geschlechtsorgane (Infektion): Benzoe, Rose, Terpentin, Zwiebel.

Geschwüre (innere): Geranium, Kamille, Rose.

Geschwüre (Mund): Myrrhe, Salbei, Weihrauch.

Geschwüre (Haut): Benzoe, Bergamotte, Cajeput, Eukalyptus, Geranium, Kampfer, Koblauch, Lavendel, Muskatellersalbei, Niaouli, Tea Tree, Wacholder.

Gewichtsprobleme (Übergewicht): Bergamotte, Fenchel, Wacholder, Zitrone, Zypresse.

Gicht: Basilikum, Benzoe, Fenchel, Fichte, Kampfer, Knoblauch, Kiefernnadel, Rosmarin, Sassafras, Terpentin, Thymian, Wacholder, Zimt.

Grippaler Infekt: Cajeput, Cassia, Eukalyptus, Fenchel, Fichtennadel, Kamille, Knoblauch, Lavendel, Melisse, Myrte, Niaouli, Origanum, Pfefferminze, Rosmarin, Salbei, Thymian, Tea Tree, Zimt, Zitrone, Zypresse.

Gürtelrose: Cajeput, Eukalyptus, Geranium, Niaouli, Pfefferminze, Tea Tree.

Haarausfall: Cajeput, Rosmarin, Salbei, Thymian.

Haarschupppen: Birkenteer, Zeder, Eukalyptus, Wacholder, Zypresse.

Halsentzündung: Cajeput, Eukalyptus, Geranium, Ingwer, Melisse, Myrrhe, Salbei, Thymian, Weihrauch, Zitrone.

Halsschmerzen: Benzoe, Lavendel, Thymian.

Haß: Angelika, Baldrian, Kamille, Melisse, Pfefferminze, Wermut, Ylang-Ylang.

Harnsteine: Fenchel, Geranium, Kamille, Knoblauch, Wacholder, Ysop, Zitrone.

Harnwegsinfektionen: Benzoe, Bergamotte, Cajeput, Eukalyptus, Fenchel, Fichtennadel, Geranium, Lavendel, Myrte, Petersilie, Salbei, Sandelholz, Terpentin, Thymian, Wacholder, Weihrauch, Zitrone, Zwiebel.

Harnröhrenentzündung: Bergamotte.

Haut (alternde): Geranium, Karottensamen, Myrrhe, Patchouli, Rose, Vetiver, Weihrauch.

Hautkrankheiten: Cajeput, Geranium, Kamille, Salbei, Thymian, Wacholder, Ysop.

Heiserkeit: Jasmin, Myrrhe, Thymian, Zitrone, Zypresse.

Herpes: Bergamotte, Eukalyptus, Geranium, Grapefruit, Kampfer, Melisse, Rose, Tea Tree, Ysop.

Herzbeschwerden (nervös): Angelika, Anis, Estragon, Geranium, Jasmin, Kamille, Kampfer, Kümmel, Lavendel, Melisse, Pfefferminze, Rose, Ylang-Ylang.

Herzbeutelentzündung: Zwiebel.

Herzrhythmusstörungen: Kampfer, Neroli, Pfefferminze, Rose, Rosmarin.

Herzschwäche: Anis, Kumin, Kampfer, Knoblauch, Rosmarin.

Heuschnupfen: Cajeput, Eukalyptus, Kamille, Lavendel, Melisse, Myrte, Pfefferminze, Salbei, Tea Tree, Ysop, Zypresse.

Hexenschuß: Ingwer, Kampfer, Pfeffer, Pfefferminze, Wintergreen.

Hühneraugen: Fenchel, Knoblauch, Zitrone, Zwiebel.

Husten: Anis, Benzoe, Cajeput, Eukalyptus, Fichtennadel, Kiefernnadel, Latschenkiefer, Majoran, Myrrhe, Niaouli, Pfefferminze, Pfeffer, Rosmarin, Thymian, Wacholder, Weihrauch, Ysop, Zimt, Zirbelkiefer, Zypresse.

Hyperventilation: Ylang-Ylang.

Hysterie: Bergamotte, Cananga, Jasmin, Lavendel, Mandarine, Melisse, Muskatellersalbei, Myrrhe, Neroli, Orange, Palmarosa, Petitgrain, Rose, Rosenholz, Sandelholz, Vetiver, Weihrauch, Ylang-Ylang.

Immunsystem (Schwäche): Angelika, Bergamotte, Cajeput, Eukalyptus, Geranium, Knoblauch, Niaouli, Tea Tree, Thymian.

Impotenz: Anis, Basilikum, Bohnenkraut, Fichte, Ingwer, Muskatellersalbei, Pfeffer, Sandelholz, Thymian, Wacholder, Zimt, Zwiebel, Zypresse.

Infektion (Atemwege): Bergamotte, Cajeput, Eukalyptus, Kampfer, Lavendel, Myrte, Niaouli, Pfefferminze, Salbei, Tea Tree, Thymian.

Insektenstiche: Basilikum, Bohnenkraut, Cajeput, Knoblauch, Lavendel, Melisse, Nelke, Salbei, Sassafras, Zimt, Zitrone, Zwiebel.

Ischias: Kamille, Lavendel, Terpentin.

Juckreiz: Benzoe, Bergamotte, Cajeput, Lavendel, Melisse, Niaouli, Pfefferminze, Sandelholz, Zitrone.

Kahlköpfigkeit: Rosmarin, Zwiebel.

Katarrh: Cajeput, Eukalyptus, Myrte, Niaouli, Pfefferminze, Tea Tree, Zirbelkiefer.

Kater: Anis, Eukalyptus, Fenchel, Pfefferminze, Zitrone.

Kehlkopfentzündung: Benzoe, Cajeput, Lavendel, Myrte, Salbei, Sandelholz, Thymian, Zwiebel.

Keuchhusten: Basilikum, Cajeput, Eukalyptus, Kampfer, Knoblauch, Lavendel, Myrte, Origanum, Rosmarin, Tea Tree, Terpentin, Thymian, Ysop, Zypresse.

Klimakterium: Fenchel, Geranium, Kamille, Rose, Salbei, Zypresse.

Kolik: Anis, Benzoe, Cumin, Fenchel, Kamille, Kardamom, Koriander, Lavendel, Majoran, Melisse, Muskatellersalbei, Pfefferminze, Wacholder, Ysop, Zypresse.

Konzentrationsschwäche: Basilikum, Cajeput, Eukalyptus, Kardamom, Lemongras, Lorbeer, Myrte, Nelke, Pfefferminze, Rosmarin, Salbei, Tea Tree, Ysop, Zirbelkiefer.

Kopfgrind: Lavendel, Myrrhe, Tea Tree.

Kopfschmerz: Cajeput, Eukalyptus, Kamille, Lavendel, Lemongras, Melisse, Pfefferminze, Rose, Rosmarin, Salbei, Zitrone.

Krätze: Bergamotte, Cajeput, Knoblauch, Lavendel, Myrte, Nelke, Pfefferminze, Rosmarin, Tea Tree, Terpentin, Thymian, Zimt.

Krampfadern: Bergamotte, Knoblauch, Rosmarin, Wacholder, Zitrone,

Zwiebel, Zypresse.

Krämpfe: Kamille, Koriander, Lavendel, Majoran, Muskatellersalbei, Neroli, Zypresse.

Kreislaufschwäche: Knoblauch, Rosmarin, Thymian, Ysop, Zimt, Zypresse.

Kropf: Knoblauch, Zwiebel.

Kummer: Bergamotte, Benzoe, Jasmin, Kamille, Perubalsam, Rose, Rosenholz, Sandelholz, Zitrone.

Lähmungserscheinungen: Basilikum, Pfefferminze, Rosmarin, Salbei.

Läuse: Bergamotte, Cajeput, Eukalyptus, Geranium, Kampfer, Lavendel, Lemongras, Nelke, Origanum, Rosmarin, Terpentin, Thymian, Zitrone.

Leberinfektion: Karottensamen, Rosmarin, Salbei, Thymian, Zitrone, Zypresse.

Leberzirrhose: Zitrone.

Lethargie: Citronella, Grapefruit, Lemongras, Limette, Melisse Indikum, Pfeffer, Thymian, Zimt, Zitrone.

Leukorrhöe: Benzoe, Bergamotte, Cajeput, Eukalyptus, Lavendel, Majoran, Muskatellersalbei, Myrrhe, Myrte, Rosmarin, Salbei, Sandelholz, Tea Tree, Thymian, Weihrauch, Ysop.

Leukozytose: Bergamotte, Kamille, Lavendel.

Luftschlucken: Anis, Cumin, Fenchel, Estragon, Koriander, Kümmel, Majoran, Origanum, Pfefferminze, Zitrone.

Lungenentzündung: Cajeput, Estragon, Eukalyptus, Fichte, Kampfer, Knoblauch, Lavendel, Myrte, Niaouli, Rosmarin, Tea Tree.

Lymphknotenentzündung: Lavendel, Salbei, Wacholder, Zwiebel, Zypresse.

Lymphstau: Cajeput, Eukalyptus, Kampfer, Knoblauch, Niaouli, Tea Tree, Thymian, Wacholder, Zitrone, Zypresse.

Magengeschwür: Basilikum, Cajeput, Kamille, Kümmel, Pfefferminze, Zitrone.

Magenkrämpfe: Basilikum, Cajeput, Cumin, Ingwer, Kamille, Koriander,

Kümmel, Majoran, Melisse, Pfefferminze, Tea Tree, Zimt.

Magenschleimhautentzündung: Kamille, Zitrone.

Magenschmerzen: Bergbohnenkraut, Estragon, Fenchel, Fichte, Geranium, Kampfer, Lemongras, Pfefferminze, Rosmarin, Ysop, Zimt.

Magenübersäuerung: Basilikum, Geranium, Kamille, Kardamom, Melisse, Pfefferminze, Zitrone.

Magersucht: Bergamotte, Jasmin, Kamille, Lavendel, Muskatellersalbei, Neroli, Rose, Ylang-Ylang.

Malaria: Cajeput, Eukalyptus, Myrte, Niaouli, Tea Tree.

Mandelentzündung: Benzoe, Bergamotte, Lavendel, Thymian, Zimt.

Masern: Bergamotte, Cajeput, Eukalyptus, Lavendel, Myrte, Niaouli, Tea Tree.

Migräne: Anis, Bergamotte, Eukalyptus, Immortelle, Kamille, Lavendel, Majoran, Melisse, Pfefferminze, Rosmarin, Terpentin, Zitrone.

Minderwertigkeitsgefühl: Bergamotte, Geranium, Jasmin, Rose, Sandelholz, Thuja, Wacholder.

Mißgunst: Geranium, Jasmin, Mairose, Rose, Rosenholz, Tuberose, Ylang-Ylang.

Mittelohrentzündung: Cajeput, Eukalyptus, Lavendel, Myrte, Niaouli, Tea Tree.

Menstruation (ausbleibende): Basilikum, Estragon, Fenchel, Kümmel, Lavendel, Muskatnuß, Muskatellersalbei, Myrrhe, Nelke, Origanum, Petersilie, Rosmarin, Salbei, Sassafras, Thymian, Wacholder, Wermut, Ysop, Zimt, Zypresse.

Menstruation (schmerzhafte): Anis, Benzoe, Bergamotte, Cajeput, Estragon, Ingwer, Jasmin, Kamille, Lavendel, Majoran, Melisse, Pfefferminze, Rosmarin, Rose, Salbei, Tea Tree, Wacholder, Ysop, Zypresse.

Menstruation (unregelmässige): Melisse, Muskatellersalbei, Rose.

Mottenabwehr: Cajeput, Eukalyptus, Lavendel, Myrte, Nelke, Niaouli, Tea Tree, Zeder, Zitrone.

Müdigkeit: Basilikum, Majoran, Muskatnuß, Nelke, Rosmarin, Thymian.

Mundschleimhautentzündung: Bergamotte, Geranium, Myrrhe, Salbei, Tea Tree, Zitrone.

Muskelkater: Kamille, Lavendel, Melisse, Pfeffer, Wacholder.

Muskelschmerzen: Cajeput, Eukalyptus, Ingwer, Kamille, Lavendel, Mandarine, Myrte, Pfeffer, Rosmarin, Wacholder, Zitrone.

Mutlosigkeit: Bergbohnenkraut, Cassia, Ingwer, Kardamom, Lorbeer, Majoran, Origanum, Pfeffer, Thymian, Zimt.

Nasenbluten: Myrrhe, Terpentin, Weihrauch, Zitrone, Zypresse.

Nasennebenhöhlenentzündung: Cajeput, Eukalyptus, Fichte, Kamille, Knoblauch, Lavendel, Myrte, Niaouli, Pfefferminze, Tea Tree, Thymian, Zitrone, Zwiebel.

Negativität: Bergamotte, Geranium, Lemongras, Melisse, Rose, Zitrone.

Nerven (Überreizung): Angelika, Basilikum, Costuswurzel, Estragon, Geranium, Jasmin, Kampfer, Kalmus, Lavendel, Lemongras, Majoran, Mandarine, Melisse, Neroli, Patchouli, Pfefferminze, Rose, Rosenholz, Sandelholz, Vetiver, Wacholder, Ylang-Ylang, Zirbelkiefer, Zypresse.

Nervenschmerzen: Eukalyptus, Geranium, Kamille, Koriander, Lavendel, Pfefferminze, Rose, Rosmarin.

Nervosität: Angelika, Baldrian, Fenchel, Galgant, Jasmin, Lavendel, Mandarine, Petitgrain, Rose, Rosenholz, Sandelholz, Vetiver, Zeder.

Neuralgie: Basilikum, Cajeput, Eukalyptus, Geranium, Kamille, Kampfer, Lavendel, Neroli, Niaouli, Petitgrain, Pfefferminze, Rose, Terpentin.

Nierenbeckenentzündung: Fichte, Sandelholz, Terpentin, Thuja.

Nierenentzündung: Cajeput, Eukalyptus, Geranium, Kamille, Melisse, Rose, Weihrauch, Zeder, Zypresse.

Nierensteine: Fenchel, Geranium, Wacholder.

Ödeme: Geranium, Knoblauch, Koriander, Rosmarin, Zwiebel.

Ohnmacht: Ingwer, Lavendel, Neroli, Petitgrain, Pfefferminze, Rosmarin.

Ohrenschmerzen: Basilikum, Cajeput, Kamille, Lavendel, Myrte, Ysop, Zitrone.

Pessimismus: Bergamotte, Geranium, Jasmin, Lavendel, Lemongras, Rose, Ylang-Ylang, Zitrone.

Phobie: Jasmin, Mairose, Melisse, Neroli, Rose, Rosenholz, Tuberose, Ylang-Ylang.

Pickel (entzündete): Lavendel, Nelke, Tea Tree, Thymian, Zitrone.

Pilze: Angelika, Citronella, Immortelle, Kamille, Kampfer, Myrrhe, Myrte, Nelke, Niaouli, Pfefferminze, Tea Tree, Thymian, Zimt.

Polypen: Thuja, Wacholder, Zypresse.

Prellungen: Arnika, Lavendel, Salbei, Zimt, Zitrone.

Prostatavergrößerung: Knoblauch, Zwiebel.

Prostataentzündung: Fichtennadel, Kiefernnadel, Wacholder, Zirbelkiefer, Zypresse.

Rachenentzündung: Bergamotte, Cajeput, Eukalyptus, Geranium, Lavendel, Muskatellersalbei, Myrte, Niaouli, Tea Tree.

Rachitis: Fichte, Knoblauch, Salbei, Thymian, Zwiebel.

Reizbarkeit: Angelika, Benzoe, Kamille, Lavendel, Perubalsam, Sandelholz, Wacholder, Zirbelkiefer, Zypresse.

Rekonvaleszenz: Basilikum, Bergamotte, Muskatellersalbei, Nelke, Rosmarin, Thymian, Zitrone.

Resignation: Citronella, Geranium, Jasmin, Lemongras, Limette, Mandarine, Rose, Ylang-Ylang, Zitrone.

Rheuma: Citronella, Cajeput, Estragon, Eukalyptus, Ingwer, Kamille, Kampfer, Knoblauch, Koriander, Lavendel, Lemongras, Majoran, Muskatnuß, Niaouli, Origanum, Pfeffer, Rosmarin, Sassafras, Terpentin, Thymian, Thuja, Wacholder, Zwiebel, Zypresse.

Rückenschmerzen: Ingwer, Lavendel, Majoran, Pfeffer, Rosmarin.

Ruhr: Cajeput, Eukalyptus, Knoblauch, Myrte, Niaouli, Tea Tree, Thymian, Zitrone.

Scharlach: Cajeput, Eukalyptus, Myrte, Niaouli, Tea Tree.

Schlaflosigkeit: Basilikum, Bergamotte, Bitterorange, Jasmin, Kamille,

Kampfer, Lavendel, Melisse, Neroli, Petitgrain, Rose, Rosenholz, Sandelholz, Weihrauch, Ylang-Ylang.

Schlaganfall: Salbei.

Schluckauf: Cumin, Estragon, Kümmel.

Schmerzen (stillend): Bergamotte, Cajeput, Geranium, Kamille, Kampfer, Lavendel, Majoran, Pfefferminze, Rosmarin.

Schnupfen: Cajeput, Eukalyptus, Fichtennadel, Myrrhe, Myrte, Niaouli, Tea Tree, Weihrauch, Ysop.

Schock: Kampfer, Lavendel, Melisse, Neroli, Petitgrain, Pfefferminze.

Schwäche: Basilikum, Bohnenkraut, Ingwer, Knoblauch, Majoran, Muskatnuß, Nelke, Origanum, Pfefferminze, Rosmarin, Thymian, Wacholder, Ysop, Zimt, Zirbelkiefer, Zitrone, Zwiebel.

Schweiß (zu starker): Salbei, Wacholder, Zypresse.

Schwerhörigkeit: Basilikum, Bohnenkraut, Fenchel, Knoblauch, Zwiebel.

Schwindelanfälle: Anis, Basilikum, Kamille, Kümmel, Lavendel, Origanum, Pfefferminze, Rosmarin, Thymian.

Sehschwäche: Karottensamen, Rosmarin.

Skorbut: Knoblauch, Zitrone, Zwiebel.

Skrotulose: Knoblauch, Lavendel, Salbei, Zwiebel.

Sodbrennen: Kardamom, Koriander, Pfeffer, Sandelholz, Zitrone.

Sommersprossen: Knoblauch, Zitrone, Zwiebel.

Sonnenbrand: Immortelle, Kamille, Lavendel, Myrrhe, Perubalsam, Tea Tree.

Sonnenstich: Lavendel, Melisse, Neroli, Pfefferminze, Rose, Zitrone.

Sorgen: Bergamotte, Geranium, Lavendel, Lemongras, Limette, Mandarine, Melisse, Neroli, Rose, Tuberose, Ylang-Ylang, Zitrone.

Sterilität: Geranium, Jasmin, Rose.

Stillen (zu gering): Anis, Fenchel, Kümmel.

Stillen (Abstillen): Pfefferminze, Salbei.

Stimmverlust: Lavendel, Thymian, Zitrone, Zypresse.

Stirnhöhlenvereiterung: Cajeput, Eukalyptus, Fichte, Kiefer, Lavendel, Myrte, Niaouli, Pfefferminze, Tea Tree, Thymian, Zitrone.

Streß: Angelika, Baldrian, Honig absolue, Jasmin, Kamille, Lavendel, Melisse, Neroli, Rose, Ylang-Ylang.

Syphilis: Sassafras, Zitrone.

Traurigkeit: Angelika, Citronella, Bergamotte, Honig absolue, Jasmin, Kamille, Perubalsam, Rose, Ylang-Ylang.

Tripper: Benzoe, Bergamotte, Cajeput, Eukalyptus, Knoblauch, Lavendel, Sandelholz, Sassafras, Ysop, Zitrone.

Typhus: Knoblauch, Lavendel, Thymian, Zitrone.

Tuberkulose: Bergamotte, Cajeput, Eukalyptus, Kampfer, Myrrhe, Myrte, Niaouli, Origanum, Pfefferminze, Sandelholz, Tea Tree, Terpentin, Thymian, Ysop.

Übelkeit: Basilikum, Kardamom, Lavendel, Melisse, Neroli, Petitgrain, Pfefferminze, Pfeffer, Rose, Sandelholz.

Überreiztheit: Cananga, Honig absolue, Lavendel, Myrrhe, Vetiver, Weihrauch, Zirbelkiefer, Zypresse.

Unterdrückte Gefühle: Bohnenkraut, Fenchel, Kardamom, Origanum, Pfeffer, Zimt.

Vaginalinfektion: Cajeput, Kamille, Tea Tree.

Venenentzündung: Zitrone.

Verbitterung: Angelika, Honig absolue, Jasmin, Rose, Ylang-Ylang.

Verbrennungen: Lavendel.

Verdauungsbeschwerden: Angelika, Anis, Basilikum, Bohnenkraut, Cumin, Estragon, Fenchel, Ingwer, Kamille, Kardamom, Koriander, Kümmel, Majoran, Melisse, Myrte, Nelke, Origanum, Pfeffer, Wacholder, Ysop, Zimt, Zitrone, Zwiebel.

Verstopfung: Anis, Cumin, Fenchel, Kümmel, Majoran, Pfeffer, Thuja, Wacholder.

Verwirrung: Eukalyptus, Pfefferminze, Rosmarin, Salbei.

Virusinfektion: Bergamotte, Eukalyptus, Knoblauch, Myrte, Niaouli, Tea Tree, Thymian.

Wankelmut: Angelika, Bergamotte, Sandelholz, Thuja, Wacholder, Zirbelkiefer, Zypresse.

Warzen: Knoblauch, Lavendel, Nelke, Pfefferminze, Thuja, Zitrone, Zwiebel.

Weißfluß: Lavendel, Rosmarin, Salbei, Terpentin, Thymian, Wacholder, Ysop, Zimt.

Willensschwäche: Angelika, Bohnenkraut, Galbanum, Galgant, Knoblauch, Origanum, Pfeffer, Rosmarin, Salbei, Thymian, Zypresse.

Windpocken: Bergamotte, Cajeput, Eukalyptus, Myrte, Niaouli, Tea Tree.

Wunden (schlecht heilend): Benzoe, Cajeput, Geranium, Lavendel, Myrte, Rosmarin, Salbei, Tea Tree, Wacholder, Zwiebel.

Wunden (schlecht vernarbend): Benzoe, Lavendel, Perubalsam, Rosmarin, Salbei, Sandelholz, Terpentin, Thymian, Ysop.

Würmer: Bohnenkraut, Estragon, Eukalyptus, Kümmel, Pfefferminze, Tea Tree, Terpentin, Thymian, Thuja, Wacholder, Ysop, Zitrone, Zwiebel.

Wut: Angelika, Baldrian, Geranium, Honig absolue, Jasmin, Kamille, Melisse, Pfefferminze, Ylang-Ylang.

Zahnfleischentzündung: Cajeput, Eukalyptus, Kamille, Myrrhe, Myrte, Niaouli, Salbei, Tea Tree, Thymian.

Zahnschmerzen: Cajeput, Nelke, Pfefferminze, Salbei, Thymian.

Zahnfleischbluten: Salbei, Thymian, Zitrone.

Zirrhose: Rosmarin, Wacholder, Zwiebel.

Schlußwort

Wer nach dem Lesen Lust bekommen hat, selbst Zauberlehrling, -gehilfe oder -meister mit den ätherischen Ölen zu werden, und für seine Hexenküche Informationen, Öle, Lampen oder Literatur sucht, der kann sich an **BuntspechtNaturwarengroßhandel,** Lindenstr. 14, 8079 Pfalzpaint oder **Regenbogen,** Borsigallee 55, 6000 Frankfurt 60, wenden.
Viel Freude beim Mischen und Zaubern!